L'OCULISTE

A LA MAISON

OU L'ART DE CONSERVER LA VUE

CONSEILS D'HYGIÈNE

A L'USAGE DES PRATICIENS ET DES GENS DU MONDE

POUR PRÉVENIR LA PERTE DE LA VUE

PAR

LE DOCTEUR POMIER

MEMBRE DE L'ACADÉMIE NATIONALE,

Ancien interne des Hôpitaux civils,
Ancien Médecin commissionné des Hôpitaux militaires et thermaux,
Membre de la Société médicale d'émulation,
Membre de la Société des Sciences, etc. de Paris,
Membre de la Société d'Agriculture, Sciences et Arts de Poligny,
Médaille d'argent de la Société des Sciences industrielles,
Arts et Belles-lettres de Paris, etc., etc.

PARIS

CHEZ L'AUTEUR, AVENUE NEUILLY, 115

ET CHEZ TOUS LES LIBRAIRES

Les Exemplaires non revêtus de la griffe
de l'Auteur, seront réputés contrefaits.

Droits de traduction réservés.

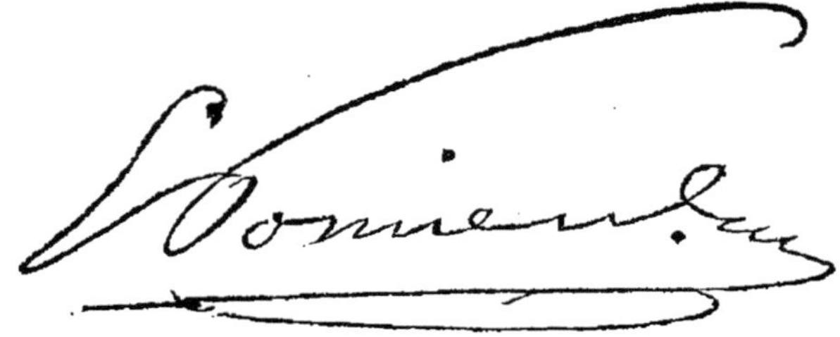

L'OCULISTE A LA MAISON

L'OCULISTE

A LA MAISON

OU L'ART DE CONSERVER LA VUE

CONSEILS D'HYGIÈNE

A L'USAGE DES PRATICIENS ET DES GENS DU MONDE

POUR PRÉVENIR LA PERTE DE LA VUE

PAR

LE DOCTEUR POMIER

Ancien interne des Hôpitaux civils,
Ancien Médecin commissionné des Hôpitaux militaires et thermaux,
Membre de la Société médicale d'émulation,
Membre de la Société des Sciences, etc., de Paris,
Membre de la Société d'Agriculture, Sciences et Arts de Poligny,
Médaille d'argent de la Société des Sciences industrielles,
Arts et Belles-lettres de Paris, etc., etc.

PARIS

CHEZ L'AUTEUR, AVENUE NEUILLY, 115

ET CHEZ TOUS LES LIBRAIRES

1863

Montdidier. — Typographie RADENEZ.

PRÉFACE

Les études se rattachant à la santé de l'homme, celles surtout qui ont pour objet l'exercice libre et facile des fonctions départies à ses organes, sont dignes du plus haut intérêt.

Ces questions ont dû occuper l'esprit dès l'origine des sociétés.

Maintenant que la race humaine a su s'élever au premier rang par le développement des facultés de l'esprit, la médecine des sens et de l'intelligence, a dû prendre la première place. En effet, quel est l'homme à la hauteur de notre époque, qui ne sacrifierait pas un organe destiné à remplir des actions matérielles, à l'exercice libre et facile de la vue, qui met notre intelligence et tout notre être en rapport avec le monde extérieur. Le sens de la vue est sans contredit le plus utile à l'homme.

Frappé de ces considérations, nous avons voulu, en livrant notre *Traité de médecine oculistique* à la publicité, faire connaître à tous l'importance d'un organe aussi précieux que l'œil, et indiquer par quelques préceptes faciles, les moyens de prévenir le plus souvent, et de soulager toujours les affections terribles qui amènent la perte de la vue. Notre traité sera donc utile à tous. Le médecin y trouvera le résumé exact et fidèle de ses études ophthalmologiques, l'homme du monde y puisera des connaissances qui, quoique exposées d'une manière succincte sur l'importance du sujet, suffiront néanmoins, pour le guider dans les soins prescrits, et pour prévenir la plupart des affections inflammatoires et amaurotiques qui amènent la cécité.

L'OCULISTE A LA MAISON

OU L'ART DE CONSERVER LA VUE

A L'USAGE DES PRATICIENS ET DES GENS DU MONDE

CHAPITRE PREMIER.

DE LA VUE.

La vue ou la vision, est le sens qui nous fait connaître les corps extérieurs, nous donne la notion de leurs propriétés telles que la couleur, la figure, le volume, leur état de repos ou de mouvement.

Les yeux sont les organes de la vue, ils sont situés à la partie supérieure de la face, et placés dans une cavité du crâne nommée orbite, formée par le concours des os du crâne et de la face. Ils sont au nombre de deux et parallèles, recouverts au devant par deux prolongements de la peau de la face.

Ils se trouvent contenus et entourés dans cette cavité par des muscles, de la graisse, des vaisseaux sanguins et des nerfs.

L'œil est le même chez tous les hommes qui constituent les différentes races humaines ; il ne diffère que par la grosseur et la couleur dans quelques races.

L'œil est d'autant plus volumineux et plus puissant qu'il appartient à des races de pays chaud, et que la puissance de ses fonctions est en raison directe de la grosseur. Il est également plus coloré, qu'il appartient aux races indiennes, nègres, américaines, primitives et austrasiennes.

L'œil est formé de membranes et de milieux. L'ensemble de l'œil forme ce que l'on nomme les dépendances oculaires. Ce sont les sourcils, les téguments qui les supportent, les muscles, que nous allons succinctement examiner.

Les sourcils contribuent aussi à l'expression de certains sentiments. Ils s'élèvent et s'écartent l'un de l'autre, dans l'expression de la joie et de l'espérance ; ils s'abaissent et se rapprochent dans l'expression de la colère et de la crainte.

CHAPITRE II.

Des Paupières.

Les paupières sont des prolongements des téguments qui recouvrent le front. Elles sont destinées à soustraire momentanément l'organe de la vision à l'action de la lumière. Elles sont au nombre de deux chez l'homme, quelques animaux ont trois paupières ; deux sont transversales comme chez l'homme, la troisième est verticale. La paupière supérieure a beaucoup plus d'étendue que l'inférieure. Par leur union elles forment deux angles, un grand et un petit. Cinq couches différentes forment l'épaisseur des paupières :

1° La couche cutanée remarquablement fine et lâche ;

2° La couche cellulaire ;

3° La couche musculaire formée par les muscles orbiculaires et élévateur de la paupière supérieure ;

4° La couche fibreuse naissant du pourtour de l'orbite ;

5° Une couche muqueuse qui ne revet que la partie postérieure connue sous le nom de conjonctive.

La peau du bord libre des paupières, est doublée par un arc cartilagineux, nommé tarse, et qui va d'une commissure à l'autre des paupières. Cette membrane se bifurque en dehors et envoie une expansion aux deux paupières, c'est ce que l'on appelle ligament externe des deux paupières.

Sur le rebord externe, naissent une rangée de poils que l'on a appelé cils, ils conservent le haut, ils doivent par conséquent être plus longs que ceux de la paupière inférieure qui sont dirigés en bas. Ils sont de couleur noire et longs chez les hommes des pays chauds, blonds et courts chez les individus des pays froids. Ils servent à modérer l'expression trop vive des rayons lumineux, et à protéger l'œil des agents irritants externes.

Les paupières contiennent dans leur épaisseur entre les cartilages tarses et la conjonctive, les glandes de Meibomius, glandes sébacées des paupières qui ont été dénommées follicules ciliaires. C'est un amas de petits follicules ronds placés à côté les uns des autres comme un chapelet dans des sillons en cannelures derrière le cartillage tarse. Chacun de ces follicules a un canal excréteur. Ces canaux sont au nombre de trente ou quarante. Ils excrètent une matière grasse et limpide, sébacée comme de la cire molle, dite chassie, qui par sa quantité et sa mauvaise qualité visqueuse et gluante, incommode souvent les paupières lorsqu'elle se place entre les cils et les colle. L'humeur de Meibomius retient les larmes sur le globe de toujours leur même longueur ; la direction de ceux de la paupière supérieure se fait par l'œil, et s'oppose à leur écoulement sur la joue tandis qu'elles cheminent vers l'angle interne de l'œil, pour s'engager dans les points lacrymaux et aller dans les fosses nasales.

Les paupières peuvent se fermer ou s'ouvrir. Le mouvement d'occlusion est sous l'influence du muscle orbiculaire des paupières; le mouvement contraire est sous l'influence du muscle élevateur de la paupière supérieure.

CHAPITRE III.

Des Muscles orbiculaires des Paupières.

L'orbiculaire des paupières est large mince, situé autour de l'orbite et dans l'épaisseur des paupières. Ses fibres présentent une ouverture elliptique qui correspond à celles des paupières. Il est formé de deux plans de fibres charnues qui partent d'un tendon s'attachant partie à l'apophyse interne de l'os coronal, partie à l'apophyse nasale de l'os maxillaire interne : quelques unes de ses fibres viennent s'inserrer sur l'os unguis. Ce muscle rapproche les paupières, comprime le globe de l'œil et le refoule au fond de l'orbite ; il exprime les larmes et les sécrétions qui lubréfient l'œil. Le muscle élevateur de la paupière supérieure prend naissance au fond de l'orbite, dans la bifurcation de la dure mère par un petit filet grèle et tendineux. Il sert à relever la paupière supérieure et sa paralysie constitue l'affection appelée blepharoptose.

CHAPITRE IV.

Appareil lacrymal.

L'appareil lacrymal se compose de la glande lacrymale, des points et conduits lacrymaux, d'un réservoir le sac lacrymal, et d'un canal excréteur conduit nasal.

1° La glande lacrymale est une glande

analogue pour la composition aux glandes salivaires. Elle est formée de lobules unis entr'eux par du tissu cellulaire. Elle est logée en partie dans la cavité de l'orbite vers la paroi interne et supérieure dans la fossette dite lacrymale, et en partie dans l'épaisseur de la portion externe de la paupière. La glande lacrymale est destinée à sécréter un fluide particulier connu sous le nom de larmes, dont l'usage est d'humecter l'intérieur des paupières et de les débarrasser des mucosités qui pourraient s'y accumuler.

2° Les points et conduits lacrymaux sont au nombre de deux, un pour chaque paupière. Ce sont de petits mamelons ronds situés à l'angle interne de chaque paupière, et percés à leurs extrémités d'un trou toujours ouvert qui correspond à un canal.

Les conduits lacrymaux, sont de petits canaux capillaires étendus des points lacrymaux au sac lacrymal. Ils occupent l'épaisseur des paupières entre la conjonctive et le muscle orbiculaire des paupières ; ils se coudent l'un et l'autre et vont s'ouvrir dans le sac lacrymal sur sa paroi antérieure.

3° Sac lacrymal : c'est un réservoir oblong placé à l'angle interne de l'œil dans la gouttière lacrymale. C'est une petite poche membraneuse, ovale et terminée en haut par une espèce de chapiteau. La face interne du sac lacrymal tapissée par une membrane muqueuse présente sur le milieu de sa hauteur les orifices des canaux lacrymaux.

4° .Conduit nasal : le conduit nasal est creusé dans les os de la face, et tapissé par une membrane muqueuse faisant suite à celle du sac lacrymal et des conduits lacrymaux. Ce canal est cylindrique, et fait communiquer le sac lacrymal avec les fosses nasales en venant s'ouvrir dans le méat inférieur de l'orbite.

CHAPITRE V.

De l'Orbite.

On donne le nom d'orbites à deux cavités situées à la partie antérieure et supérieure de la face, et destinées à renfermer et abriter l'œil et ses annexes. Ces cavités sont formées par la réunion de diverses pièces osseuses du crâne et de la face que nous croyons ne devoir que signaler ici pour ne pas trop nous étendre.

CHAPITRE VI.

Du globe de l'œil proprement dit.

Sous le nom de globe de l'œil, on comprend une sphère presque parfaite, formée par les membranes et les humeurs de l'œil. Il est plus fort chez l'homme que chez la femme. Il est composé de quatre membranes principales qui sont la sclérotique, la cornée, la choroïde et la rétine. Il y a aussi trois humeurs : l'humeur aqueuse, l'humeur vitrée et le cristallin qui est plutôt un corps solide qu'une humeur. Le globe de l'œil est mis en mouvement par six muscles qui sont : les quatre muscles droits et les deux muscles obliques. Grâce aux mouvements de ces muscles, le champ de la vision est augmenté chez l'homme, qui peut sans changer de position, embrasser une étendue considérable augmentée encore par les mouvements de la tête. Des noms divers tirés de l'action qu'ils exercent sur le globe de l'œil ont été donnés aux muscles qui le meuvent ; ainsi on a appelé le muscle droit, externe abducteur ; le muscle droit interne ; adducteur ; le muscle droit supérieur, élévateur ; le droit muscle inférieur, abaisseur; les deux muscles obliques, rotateurs. Ces dénominations ne sont pas exactes, les mouvements qu'exécute le globe de l'œil, analogues à ceux qu'exécuterait une sphère pleine mobile dans une sphère creuse, peuvent être rapportés à trois directions principales : la direction horizontale, la direction verticale, la direction antéro-postérieure.

CHAPITRE VII.

Usage des six muscles de l'œil.

Le muscle droit supérieur, meut en haut la partie antérieure du globe de l'œil quand on lève les yeux. Le muscle droit inférieur, porte la même partie en bas ; le muscle interne, le tourne vers le nez, et le muscle externe, le tourne vers les tempes. Lorsque ces quatre muscles agissent simultanément les uns après les autres, ils font tourner l'œil en rond, et y déterminent ces mouvements rotatoires involontaires chez les cataractés de naissance.

Les muscles de l'œil sont animés par trois nerfs : le nerf moteur oculaire commun qui porte ses filets dans les muscles, droit supérieur, droit inférieur, droit interne.

Le nerf moteur oculaire externe qui anime le muscle droit externe.

Le nerf pathétique qui va au muscle grand oblique.

La graisse qui tapisse le fond de l'orbite permet à l'œil d'accomplir ses divers mouvements et préserve le nerf optique de la traction ou du refoulement.

CHAPITRE VIII.

Sclérotique.

La sclérotique est la membrane qui forme la partie opaque et la première enveloppe de la coque oculaire. Elle est destinée à protéger et maintenir les parties constituantes internes dé l'œil, et à servir d'attache et de soutien aux muscles qui meuvent le bulbe.

A sa partie postérieure, elle est percée d'un trou qui donne passage au nerf optique et aux vaisseaux qui l'accompagnent. Elle présente en avant, une ouverture dans laquelle vient s'enchâsser comme un verre de montre la cornée transparente. La sclérotique est formée d'une membrane fibreuse, inextensible, plus épaisse en arrière qu'en avant, et a été considérée comme un prolongement de la dure-mère.

CHAPITRE IX.

Cornée transparente.

La cornée est une membrane transparente située à la partie antérieure du globe de l'œil, représentant un verre de montre enchâssé dans l'ouverture antérieure de la sclérotique. Son nom lui vient de sa ressemblance à une corne mince et polie. Elle est composée de plusieurs couches qu'on peut aisément détacher en faisant bouillir un œil. Ces couches n'empêchent pas cette membrane d'être très-paresseuse. Par les pores de cette membrane, passe assez sensiblement, une humeur selon la remarque de M. Winflow, que s'épaissit aux approches de la mort, et ôte ainsi aux yeux leur éclat naturel. La face antérieure convexe de la cornée, fait relief en avant du globe de l'œil; elle est tapissée par la conjonctive réduite à sa couche épithébale. Sa face postérieure est concave, tapissée par la membrane de l'humeur aqueuse dite membrane de Demours ou de Descemet.

CHAPITRE X.

Conjonctive.

La conjonctive est une membrane qui unit le globe de l'œil aux paupières. Elle revêt l'intérieur des paupières comme la peau à l'extérieur, et se prolonge en outre sur le devant de l'œil. M. Rognetta a fait ressortir la ressemblance que la conjonctive possède avec la construction des muqueuses des organes génitaux, et par cette similitude d'organisation, on peut expliquer les sympathies morbides qui existent entre les affections des muqueuses oculaires et génitales. La conjonctive est abondamment fournie de vaisseaux sanguins provenant du système sanguin profond et externe de l'œil; c'est à la prédominance de ce système que la conjonctive doit sa grande susceptibilité de s'enflammer. Sa disposition l'a fait diviser en deux portions: l'une, qui appartient aux paupières, est la conjonctive palpébrale; l'autre, qui est propre à l'œil, prend le nom de conjonctive oculaire.

CHAPITRE XI.

Choroïde.

La choroïde est une membrane cellulo-vasculaire qui se moule sur la sclérotique à laquelle elle est peu adhérente, mais qui est fortement liée au cercle ciliaire. Sa surface interne, est en rapport avec la rétine, elle s'étend depuis l'entrée du nerf optique jusqu'à la circonférence de la cornée.

Sur la face externe de la choroïde, on aperçoit de petites bandes blanches qui sont les nerfs ciliaires au nombre de six rameaux, qui se terminent en un grand nombre de filets. A la partie antérieure de la choroïde, autour du cristallin, on voit un disque formé de rayons concentriques plus rapprochés au centre, divergents à la circonférence, c'est ce que l'on nomme le corps ciliaire. Chaque rayon a été appelé procès ciliaire. Les procès ciliaires de la choroïde adhérent à cette membrane en augmentant de volume à mesure qu'ils approchent de la grande circonférence de l'iris, derrière laquelle ils se prolongent sans y adhérer. Leur extrémité libre est en rapport avec la partie antérieure du corps vitré.

La choroïde de l'œil des mammifères, offre souvent dans le fond de l'œil et au-dessous de la rétine, une tache brillante à reflets métalliques, à laquelle on a donné le nom de tapis, et qui, réfléchissant la lumière, donne aux yeux des animaux un éclat tout particulier. Le tapis, est vert-doré chez le bœuf, jaune-doré chez le chat, bleu-argent chez le cheval, etc. Le tapis doit nuire à la netteté de la vision des objets, mais il donne sans doute aux animaux une sensibilité plus vive à la lumière ; la rétine étant traversée en ce point, par une partie de la lumière qui n'a pas été absorbée par la choroïde. En vertu de cette disposition, les animaux peuvent se guider mieux que l'homme dans une demi-obscurité.

CHAPITRE XII.

Cercle ciliaire.

Le cercle ciliaire, est un anneau grisâtre situé entre la choroïde, la sclérotique et l'iris. Il est d'une largeur de deux lignes environ, et adhère fortement à la sclérotique. Il est d'une nature pulpeuse et reçoit une grande quantité de nerfs. L'iris a avec lui des rapports analogues à ceux de la cornée avec la sclérotique.

CHAPITRE XIII.

De l'Iris.

L'iris est un diaphragme membraneux, contractile, percé d'une ouverture, la pupille: il est circulaire chez l'homme, et il divise la partie de l'œil comprise entre la cornée et le cristallin en deux parties : la chambre antérieure et la chambre postérieure. Son nom lui vient de la variété de couleurs que présente sa face antérieure, èt qui se laissent voir à travers la cornée transparente. Circulaire et aplatie, cette cloison au moyen de son trou pupillaire, permet une libre communication entre les deux chambres. A cause des alternatives de contraction et de relâchement de l'iris, on a admis que cette membrane était composée de fibres musculaires, les unes radiées, les autres circulaires.

Les fibres contractiles de l'iris affectent deux directions: les unes sont circulaires et bordent l'ouverture pupillaire à la manière d'un sphincter, les autres s'étendent comme des rayons du centre à la circonférence. Ces deux ordres de fibres agissent isolément dans quelques circonstances. La belladone et ses succédanés l'atropine, déterminent une dilatation permanente de l'iris, en paralysant ses fibres circulaires. L'amaurose agit dans le même sens. La strychnine et quelques maladies du système nerveux qui ont pour effet de porter le resserrement de la pupille à ses dernières limites, agissent en paralysant les fibres rayonnées.

A l'exemple des divers muscles de la vie organique, la contraction de l'iris est complètement involontaire, et elle se manifeste sous l'influence d'un excitant extérieur. La lumière agit pour l'iris comme le sang pour le cœur, le bol alimentaire pour la couche musculaire de l'estomac et de l'intestin; mais ici cependant, l'iris n'est pas directement et seul impressionné, et les mouvements de l'iris sont indissolublement liés à l'intégrité de la rétine. Toutes les fois, que par une maladie, la rétine est privée de ses propriétés d'impressionnabilité, l'iris se trouve paralysé.

L'iris, comme organe contractile, augmente ou diminue l'ouverture de la pupille, et laisse entrer ainsi au fond de l'œil une quantité plus ou moins considérable de rayons lumineux. L'iris sert par conséquent à graduer l'intensité de la lumière qui parvient à la rétine; pour s'en convaincre, il suffit d'examiner ce qui se passe sur la pupille d'une personne qui regarde successivement des objets diversement éclairés. Lorsque l'œil fixe des corps très-éclairés, la pupille se resserre; lorsqu'il se tourne vers des objets peu éclairés, la pupille se dilate. Lorsque l'œil cherche à distinguer les objets au milieu d'une obscurité presque complète, la pupille est à son plus grand point de dilatation. Si l'on approche vivement une lumière près d'un œil dont on ouvre brusquement les paupières, le resserrement de la pupille est porté à son plus haut point.

L'iris reçoit un très-grand nombre de nerfs, de vaisseaux sanguins, artériels et veineux, le tout formant un merveilleux réseau.

CHAPITRE XIV.

Rétine.

La rétine, membrane de nature nerveuse, qui peut être envisagée comme l'épanouissement du nerf optique, est la troisième membrane de l'œil; c'est elle qui est destinée à recevoir les impressions lumineuses et à les transmettre au nerf optique qui les conduit jusqu'au cerveau. Elle est transparente pendant la vie, légèrement opaque après la mort, et s'étend depuis le nerf optique jusqu'à la circonférence des procès ciliaires. Elle embrasse dans ce trajet le corps vitré et tapisse la face interne de la choroïde.

La rétine est la membrane sensitive chargée de recevoir l'impression de la lumière. La structure nerveuse de cette membrane, sa continuité avec le nerf optique, et par le nerf optique avec l'encéphale, la présence constante d'un nerf spécial et de son expansion sensitive dans tout organe de sens, le prouvent assez. Sur le côté externe de l'insertion du nerf optique, on trouve le foramen central de la rétine. Ce trou est entouré d'une zône d'un jaune-serin, c'est la tache jaune de Sœnnering.

La rétine est formée de deux membranes : une membrane interne et cellulo-vasculaire, une couche nerveuse.

CHAPITRE XV.

De l'humeur aqueuse et de sa membrane.

Les humeurs de l'œil sont renfermées dans le globe.

L'humeur aqueuse est un liquide limpide, transparent, situé dans la chambre antérieure de l'œil entre la cornée et le cristallin, c'est-à-dire dans la partie comprise entre la cornée et la face antérieure de l'iris, en opposition de la chambre postérieure qui est l'espace existant entre la face postérieure de l'iris et le feuillet antérieur de la capsule cristalline ; ces deux chambres communiquent par l'ouverture pupillaire. La chambre antérieure est tapissée par une membrane particulière qui paraît sécréter l'humeur aqueuse, c'est la membrane de Demours ou de Descemet. La réfringence de l'humeur aqueuse diffère peu de celle de l'eau.

L'humeur aqueuse se répare très-vite quand elle s'est écoulée, c'est ce que l'on voit dans les opérations de cataracte. Elle a des propriétés dissolvantes très-connues des praticiens. Le pus, le sang, le cristallin, la fibro-albumine y sont promptement résorbés.

CHAPITRE XVI.

De l'humeur vitrée et de sa membrane.

L'humeur vitrée est une masse molle, gélatineuse, très-transparente, tremblante comme la gelée, située dans la partie postérieure du globe de l'œil, en arrière du cristallin. Elle varie de couleur suivant l'âge et les maladies ; ainsi, chez le fœtus, elle a une teinte rougeâtre, et chez les enfants qui ont succombé pendant l'accouchement, elle est complètement rouge ; lorsque l'enfant a péri à la suite de l'ictère des nouveaux-nés, elle est jaune-citron.

La membrane hyaloïde enveloppe l'humeur vitrée, et arrivée à la couronne ciliaire, se réfléchit sur la capsule. Elle est remarquablement résistante, ce qui lui fait jouer un grand rôle dans l'opération de la cataracte.

CHAPITRE XVII.

Du Cristallin et de sa Capsule.

Le cristallin est une lentille transparente, bi-convexe, contenue dans une capsule membraneuse également transparente. Il est placé entre l'humeur aqueuse, l'iris et le corps vitré sur lequel il repose, dans un espace concave nommé fossette cristalline. Sa face antérieure est moins convexe que sa face postérieure; elle est continuellement baignée par l'humeur aqueuse, et maintenue en place non-seulement par une capsule qui lui est propre, mais encore par les procès ciliaires qui l'environnent de toute part. A l'état sain et chez l'adulte, il est complètement transparent et incolore; chez les vieillards, il prend une teinte ambrée sans perdre sa transparence.

C'est le produit de sécrétion de la capsule cristalline.

La capsule du cristallin est la membrane d'enveloppe du cristallin, plus épaisse en arrière qu'en avant; c'est un sac sans ouverture qui renferme le cristallin. Lorsqu'on l'ouvre, le cristallin s'en échappe sous la plus légère pression.

Dans l'acte de la vision, le cristallin étant plus réfringent que l'humeur aqueuse, continue sur les rayons qui lui arrivent de l'humeur aqueuse, l'action convergente. Lorsque les rayons réfractés par le cristallin arrivent à la face postérieure de cette lentille, ils passent dans le corps vitré, c'est-à-dire dans un milieu moins réfringent; ils tendent par conséquent encore à la convergence. Le rayon de courbure de la face postérieure du cristallin est d'ailleurs plus petit que celui de la face antérieure, d'où il résulte que la réfraction des rayons est plus efficace pour la convergence, à la sortie du cristallin qu'à leur entrée.

L'opacité du cristallin ou de sa capsule constitue les cataractes lenticulaires ou capsulaires; l'opacité de ces deux parties constitue la cataracte capsulo-lenticulaire.

CHAPITRE XVIII.

Des Artères et des Veines de l'œil.

L'œil est pourvu d'un système sanguin nombreux et très-développé. Les artères portent la vie dans le globe de l'œil et ses

annexes. Elles sortent de deux sources qui
ont elles-mêmes, une origine commune. Les
vaisseaux artériels qui arrosent les parties
internes sortent de la carotide interne ou
cérébrale. Les artères qui arrosent les parties externes en reçoivent de la carotide externe ou faciale et de la carotide interne. Les
artères des parties extérieures de l'œil sont:
l'artère maxillaire externe, l'artère maxillaire interne, l'artère transverse de la face
et diverses branches de la temporale.

La maxillaire externe, donne naissance à
l'artère faciale qui se porte à la paupière
inférieure où elle se distribue dans le muscle
orbiculaire, et forme autour des paupières et
sur le sourcil un réseau artériel que l'on
nomme artères orbiculaires des paupières.

L'artère maxillaire interne, branche interne de bifurcation de la carotide externe,
envoie un rameau à la glande lacrymale et
une branche qui va former l'artère sous-
orbitaire. L'artère transverse de la face
fournit quelques rameaux à la face externe
du muscle orbiculaire.

L'artère ophthalmique, remarquable par
le grand nombre de branches qu'elle fournit,
pénètre dans l'orbite par le trou optique en

dehors et au-dessous du nerf optique; dans la cavité orbitaire. Cette artère est placée d'abord, entre le nerf moteur oculaire externe et le droit externe. Elle se porte ensuite en dedans, passe au-dessus du nerf optique, se porte d'arrière en avant le long de la paroi intérieure de l'orbite, et va se terminer en artère nasale et artère frontale interne. Elle fournit par ses branches collatérales : les artères lacrymales et centrales de la rétine en dehors du nerf optique, les artères sus-orbitaires, ciliaires, postérieures moyennes et antérieures, musculaires supérieure et inférieure, au-dessus du nerf optique.

CHAPITRE XIX.

Veines de l'Œil.

Les veines de l'œil sont destinées à ramener le sang de cet organe, dans le torrent de la circulation. Les veines prennent leur origine des dernières ramifications des artères par des ramuscules à peine plus volumineuses que les extrémités des artères. Les capillaires veineux se réunissent en rameaux, ceux-ci en branches, ces dernières en tronc. Les veines accompagnent les artères ; on trouve en général deux veines pour une artère. On divise les veines de l'œil en veines externes et veines internes. Les veines externes sont : la veine faciale antérieure, la veine faciale postérieure, et les veines ophthalmiques. Les veines internes sont : la veine ophthalmique et ses rameaux, les veines ciliaires, la veine centrale et les veines de la rétine. Les veines palpébrales n'ont pas d'origine certaine. Tantôt elles proviennent de la faciale antérieure, tantôt de la temporale profonde.

CHAPITRE XX.

Des Nerfs de l'œil.

Le système nerveux oculaire se compose : 1° des nerfs optiques ; 2° des nerfs de la troisième paire ou moteurs communs des yeux ; 3° du nerf pathétique ; 4° des nerfs trijumeaux ; 5° des nerfs moteurs oculaires externes, nerfs de la sixième paire ; 6° du ganglion ophthalmique ; 7° des nerfs ciliaires et du nerf optique.

Nous allons passer en revue chacun de ces

nerfs et esquisser à grands traits leur nature, leur situation et leurs fonctions.

1° *Nerf optique :* le nerf optique vient du chiasma. Il pénètre dans l'orbite par le trou optique, enveloppé par un prolongement de la dure-mère qui l'accompagne jusqu'au point où il se perd dans le globe de l'œil. Il traverse la sclérotique, un peu en dedans du diamètre transverse du globe de l'œil; à son passage à travers la sclérotique, il se retrécit un peu. A son passage au trou optique, il est en rapport avec l'artère ophthalmique. Le ganglion ophthalmique est situé à son côté externe, les nerfs ciliaires sont immédiatement en contact avec lui.

Les fibres primitives dans l'intérieur de l'œil constituent la membrane du nom de rétine, que nous avons décrite comme l'épanouissement du nerf optique.

2° *Nerf de la troisième paire ou moteur oculaire commun :* le nerf moteur oculaire commun émerge des pédoncules cérébraux. Il se place sur la paroi externe du sinus caverneux, entre l'artère carotide interne qui est en dedans, le moteur oculaire externe qui est au-dessous de lui, le pathétique et la branche ophthalmique de Willis; puis il pénètre dans l'orbite, par la partie la plus large de la fente sphénoïdale, après s'être anastomosé avec le grand sympathique et la branche ophthalmique de Willis. Arrivé dans l'orbite, il se divise en deux branches : une branche supérieure, qui pénètre dans le muscle droit supérieur par un très-grand nombre de filets qui vont s'épanouir dans le muscle releveur de la paupière supérieure, et une branche inférieure, plus grosse que la précédente, qui se place entre le nerf optique qui est situé à son côté interne, et le moteur oculaire externe. Elle fournit au rameau externe qui va se jeter dans le muscle petit oblique de l'œil, pénétrant par la face postérieure. Elle fournit encore un rameau moyen, qui se jette dans le muscle droit inférieur, un rameau interne, qui va s'épanouir dans le muscle droit interne.

3° *Nerf pathétique:* le nerf pathétique sort du crâne, par une petite ouverture de la dure-mère. Il se place dans la paroi externe du sinus caverneux, au-dessous et en dehors du moteur oculaire commun, s'accole à la branche ophthalmique de Willis, et pénètre avec elle dans l'orbite par la partie la plus large de la fente sphénoïdale, parallélement au nerf frontal, et va se jeter dans le muscle grand oblique de l'œil, auquel il est destiné.

4° *Nerf trijumeau :* ce nerf est ainsi nommé, parce qu'il se divise en trois branches principales : la maxillaire supérieure, l'inférieure, et l'ophthalmique de Willis. C'est par cette dernière branche seulement, qu'il appartient à l'appareil oculaire.

5° *Nerf moteur oculaire externe :* ce nerf naît par plusieurs racines, de la pyramide antérieure. Il sort du cerveau dans le sillon qui sépare la protubérance annulaire, des pyramides, et pénètre dans le crâne par la fente sphénoïdale, au-dessous de la veine ophthalmique. Il est exclusivement destiné au muscle droit externe de l'œil.

6° *Ganglion ophthalmique :* on donne le nom de ganglion ophthalmique à un petit renflement grisâtre de la forme d'une lentille, situé sur le côté externe du nerf optique, à un centimètre environ du trou optique. On a considéré à ce ganglion quatre angles : deux postérieurs et deux antérieurs. Des postérieurs : l'un supérieur, reçoit un rameau grêle et long, du rameau nasal de la branche ophthalmique de Willis ; l'autre antérieur, reçoit un rameau gros et court, du moteur oculaire commun. Les deux angles antérieurs fournissent deux faisceaux de nerfs : les nerfs ciliaires.

7° *Nerfs ciliaires:* les nerfs ciliaires sont divisés en supérieurs et inférieurs. Ces nerfs se portent vers le globe de l'œil, en formant un grand nombre de flexuosités; ils percent la sclérotique, au pourtour du nerf optique, marchent entre la sclérotique et la choroïde, se jettent dans le cercle ciliaire, et vont se perdre dans l'iris, ces rameaux sont les nerfs ciliaires courts. Les nerfs cilaires longs, au nombre de deux ou trois, naissent presque toujours du nasal. Ils se comportent comme les autres nerfs ciliaires.

CHAPITRE XXI.

EXAMEN DES MALADES.

Avant d'étudier en particulier, les maladies qui peuvent atteindre chacune des parties de l'œil que nous venons de décrire, il est bon d'exposer les règles générales pour examiner les yeux malades et leurs annexes.

L'œil et ses annexes étant en grande partie
placés à la surface du corps, et cet organe
composé d'humeurs diaphanes, l'examen de
l'œil, s'exerce en partie par la vue simple et
le toucher, ou par des instruments d'optique
nommés ophthalmoscopes, que nous décrirons
plus loin.

Pour bien examiner un malade atteint
d'une affection de l'œil, on doit être devant
une fenêtre, de façon à ce que l'œil à examiner soit bien éclairé. Dans l'examen de l'œil,
on procédera avec méthode. Après avoir envi-
sagé l'ensemble de l'œil, on étudiera chaque
partie en détail. Les paupières doivent d'a-
bord être examinées fermées, puis ouvertes.
On doit remarquer la coloration, l'épaisseur
des paupières, et l'injection plus ou moins
grande de leur tissu. On portera également
son attention, sur les bords des paupières,
pour savoir s'ils ne sont pas renversés en
dedans ou en dehors, ce qui constitue les
affections que nous passerons en revue ; la
glande lacrymale étant souvent le siége d'une
tumeur, on s'assurera par le toucher, de son
état normal. En faisant ouvrir et fermer l'œil
au malade, on constatera, s'il n'existe point
une déviation des cils, qui souvent par les

frottements du globe de l'œil qu'elle occasionne est une cause constante d'inflammation. On examinera, si les cils ne sont pas collés entre eux par une matière plastique en forme de croûte, et s'il n'existe pas d'ulcération au-dessous. On verra si la conjonctive qui tapisse l'intérieur des paupières et le globe de l'œil, n'est point atteinte d'inflammation ou d'ulcération; si des corps étrangers ne sont point logés dans ses replis, s'il n'existe point de boursoufflements, de ptérigion, ou de chémosis séreux.

Suivant l'inflammation de la conjonctive ou de la choroïde, on voit apparaître des vaisseaux de ces membranes, plus ou moins injectés, et avec un aspect particulier. Il est facile d'établir la différence des vaisseaux de la sclérotique, d'avec ceux de la conjonctive : les premiers sont plus fins, plus droits, plus fixes; les autres sont sinueux, très-mobiles, plus gros, et d'une teinte tirant sur le bleu. En considérant l'ensemble du globe oculaire, on verra si les yeux sont placés plus ou moins profondément dans l'orbite, s'ils ont une direction régulière, et si leurs mouvements s'exécutent uniformément. On verra de cette manière, si le malade louche, c'est-à-dire s'il est atteint de strabisme; et dans ce cas, on constatera si les deux yeux ou un seul, est attaqué. Si le malade louche en dehors ou en dedans, d'un seul œil ou des deux à la fois, de manière à savoir quel est le muscle qui produit la déviation. Si l'œil est un peu saillant, si la cornée est convexe, si les muscles orbiculaires des paupières sont contractés, si l'individu cligne en regardant; et si en cherchant à lire, il arrive toujours à un seul point fixe, plus ou moins éloigné de l'œil, en-delà ou en-deçà duquel la lecture ne lui est pas possible, on a de fortes présomptions en faveur de la myopie. En parlant de cette maladie, nous compléterons la description des signes que nous ne faisons que signaler ici.

C'est avec le plus grand soin, que l'on devra examiner la cornée, pour tenir compte de sa convexité, de son poli, de ses ulcérations ou de ses granulations. On remarquera, si des parcelles de corps étrangers, ne sont point logées entre les lames de la cornée, et dans ce cas, on les ferait extraire à l'aide d'un papier roulé en tube, si le corps n'était pas incrusté, ou avec une curette, dans le cas contraire.

On tiendra compte également, d'un disque rayonnant formé de petits vaisseaux, qui, dans les inflammations, a son siége entre la conjonctive et la sclérotique, ainsi que de la dilatation de quelques vaisseaux qui apparaît dans ce cas.

Quant au cercle opalin, que l'on aperçoit souvent chez les vieillards, on ne le considèrera que comme un apanage de la vieillesse.

La sclérotique doit aussi attirer le regard de l'observateur, dans toutes les parties accessibles à l'œil et au doigt. On notera sa couleur, son injection, et on examinera avec soin si elle n'est point le siége de quelques petites tumeurs, ou d'ulcérations, qui se rencontrent quelquefois.

Nous arrivons à l'iris, dont l'importance de l'examen est très-grande. On devra examiner avec soin, sa coloration, ses formes, sa texture, sa position et sa contractilité. Pour la coloration, on remarquera si quelque point de cette membrane, n'est point attaqué d'une rougeur morbide qui décèle ordinairement l'existence de l'inflammation de l'iris. Après l'inflammation aiguë de l'iris, le cercle interne reste souvent pâle et décoloré. Un prompt changement dans la coloration de

l'iris, dénote en général, une inflammation
rapide; mais on ne perdra pas de vue, que
chez quelques hommes, on observe comme
sur les animaux, des décolorations qui ne
sont point le résultat de maladies, mais bien,
une conformation particulière. On devra remarquer si la position de l'iris est normale,
s'il est incliné en avant ou en arrière, et s'il
n'est pas affecté de tremblottement, comme
on le remarque quelquefois, ce qui annonce
ordinairement, un relâchement des procès
ciliaires, et une diminution du cristallin.

En même temps, on examinera la pupille
quant à sa dilatation ou à son resserrement,
ou à son immobilité, symptômes qui sont
d'un grand secours, pour le diagnostic des maladies profondes de l'œil. On devra voir, si le
pourtour de la pupille est libre ou échancré,
s'il n'est pas recouvert de petites tumeurs, et
s'il n'existe point d'adhérences de sa partie
postérieure avec le cristallin, ou de sa partie
antérieure avec la cornée, maladie que nous
décrirons plus au long, sous le nom de synéchies.

Dans les cas où la seule inspection ne suffit pas, on a recours à l'action de l'atropine,
qui a la propriété de dilater la pupille, et

avec cet agent auxiliaire, on découvre souvent des adhérences pupillaires, qui, au premier abord étaient inapréciables. Ce moyen
de dilatation, est employé dans le diagnostic
des cataractes, et des amauroses ou gouttes
sereines.

Lorsque le cristallin est sain, et que la pupille se trouve largement dilatée, la vue
pénètre profondément dans le fond de l'œil,
et l'on peut voir une grande partie de la
rétine et de l'humeur vitrée ; on examinera
dans ces cas, leur transparence, et l'on aura
soin de toujours faire cet examen à une lumière favorable.

Suivant que le cristallin et le corps vitré
sont sains, le fond de l'œil est d'autant plus
noir que l'individu est plus jeune. Quand le
cristallin commence à se ternir, et qu'une
cataracte se forme, il peut changer d'aspect de
deux manières : toute sa surface commence à
prendre une légère teinte grisâtre, commençant surtout par la périphérie, et gagnant le
centre à mesure de son développement, ou
bien, l'opacité commence par un ou plusieurs
points grisâtres au centre du cristallin , et
qui gagnent ensuite toute la périphérie. La
cataracte, peut être partielle ou générale, cen-

trale, ou située à la circonférence; sa couleur
varie du gris au blanc de lait, blanc nacré,
blanc terne, blanc jaunâtre, jaune brun, etc.
Quelques auteurs ont même cité des cataractes noires. L'opacité peut avoir pour point
de départ la capsule du cristallin, ou bien,
commencer par le noyau, et s'étendre jusqu'à
elle, c'est alors la cataracte capsulaire ou
capsulo-lenticulaire des auteurs.

La dilatation de la pupille, produite artifi-
ciellement par l'atropine et appelée mydriase,
est d'un grand secours pour l'examen des
cataractes commençantes. On se sert encore,
avec avantage, de l'ophthalmoscope et de l'é-
clairage oblique de l'œil, à l'aide d'une lentille, dans quelques cas.

CHAPITRE XXII.

Examen des parties profondes du globe de l'œil au moyen de l'ophthalmoscope. — Description de cet instrument.

L'ophthalmoscope a été inventé par Hemoltz
de Kœnisberg. Depuis, le principe a subi
des modifications diverses, qui ont constitué
de nouveaux instruments auxquels les inven-

teurs ont donné leur nom. Nous citerons
ceux de Jaeger, de Coccius, de Zehender, du
professeur Desmarres et de M. Follin.

L'ophthalmoscope simple se compose : 1°
d'un réflecteur en verre ou en acier poli, percé
au centre, d'un ou plusieurs trous par où l'on
examine, et qui projette au fond de l'œil, un
flot de lumière artificielle. 2° D'une loupe, qui
par son grossissement, augmente l'image
fournie par le fond de l'œil, ainsi éclairé.

L'examen à l'ophthalmoscope, doit avoir lieu
dans une chambre noire. Le malade est assis
sur une chaise basse; près de lui, et à la hauteur de sa tête, se trouve placée une lampe.
L'observateur se place devant lui, il tient de
la main gauche, à un ou deux centimètres
de l'œil qu'il veut examiner, la loupe, et de la
main droite il projette à l'aide de l'ophthalmoscope tenu par le manche, la lumière
émanée de la lampe.

A l'aide de l'ophthalmoscope, on constate
les lésions morbides les plus légères, qui
atteignent le corps vitré, la rétine et la choroïde, modifications qui, avant l'usage de cet
instrument, ne pouvaient être que soupçon-
nées. Mais pour être bien à même de reconnaître ces diverses modifications, il faut

d'abord avoir examiné l'œil à l'état sain,
et avoir une grande habitude de ces études.

L'ophthalmoscope fait donc voir l'état pathologique du fond de l'œil, et fait reconnaître
les lésions principales suivantes : les adhérences du bord pupillaire avec la capsule
antérieure et les dépôts de matière colorante
à la suite des inflammations de l'iris, les
cataractes lenticulaires, inappréciables à l'œil
nu, les luxations du cristallin, tombé dans le
corps vitré, les corpuscules flottants ou fixes,
les cysticerques (corpuscules qui sont constitués par des résidus d'épanchement sanguins ou par de la cholestérine). Vers la rétine
on apperçoit des congestions, des hypérémies,
des taches, des ecchymoses, des plaques
exsudatiques, des décollements, des défor-
mations, des atrophies de la pupille, du nerf
optique. On apperçoit aussi avec l'ophthalmoscope, la choroïde atrophiée ou décolorée
en certains points. Toutes ces modifications,
en donnant la certitude de la lésion fonctionnelle qui existe, évite les tâtonnements auxquels un diagnostic incertain entraine pour
le traitement à suivre.

L'ophthalmoscope est très-utile, car avec
son aide, on arrive plus vite, à faire dispa-

raître les mouches volantes, les amblyopies,
les amauroses que l'on reconnait sûrement et
dont on découvre la cause évidente. Ainsi
beaucoup d'amauroses commençantes, tiennent à une hypérémie de la pupille, que l'on
apprécie très-bien avec l'instrument, et qui
cédera aux purgatifs et à quelques dérivatifs
vers la peau. Il est des amauroses, qui sont
la suite d'une aplopexie rétinienne, qui, lorsqu'elle est sûrement reconnue, céde à un
traitement anti-phlogistique.

L'examen des yeux, comme on le voit,
embrasse un grand nombre de détails; toutes
les maladies des yeux, il est vrai, ne récla-
ment pas un examen aussi minutieux que
celui que nous venons d'indiquer, pour les
affections profondes de l'œil.

Toutes les fois que la maladie est d'une
gravité inflammatoire, l'examen de l'œil doit
être rapide et de peu de durée.

Après le premier examen de l'œil, on doit
savoir, depuis combien de temps le malade
souffre, et s'il n'a jamais eu de maladies de
l'œil; s'il n'est point atteint d'une maladie
constitutionnelle grave, qui pourrait être la
cause de l'affection actuelle. Comment il
voit? Si avant sa maladie il était myope ou

presbyte, ou s'il voyait mieux la nuit que le jour, ou réciproquement. On verra jusqu'à quel point la vue est tombée ou diminuée, et ce qu'il reste de la vision.

Pour constater la cécité, après avoir apprécié ce que vous aura dit le malade, et avoir examiné les signes sensibles, on aura la certitude de son état par l'expérience suivante: dans le cas où l'on aurait des raisons de croire qu'il feint d'être aveugle. On paraîtra tout d'abord convaincu de son infirmité ; puis en examinant son œil, on approchera brusquement un doigt comme pour toucher l'œil, aussitôt, si l'individu y voit, il fera un retrait en arrière, et la supercherie sera découverte.

CHAPITRE XXIII.

MALADIES DES PAUPIERES.

Blèpharite.

La Blèpharite est l'inflammation de la paupière. La finesse des téguments de la paupière, la laxité de son tissu cellulaire, et le grand nombre de ses vaisseaux, exposent ce voile de l'œil, nommé par les anciens *tulamina oculi*, à de fréquentes inflammations. Les contusions, les piqûres d'insectes, les poussières irritantes, les maladies propres de l'œil et le dérangement des fonctions digestives, sont les principales causes qui déterminent cette inflammation. La Blèpharite a souvent pour point de départ un follicule, mais le plus souvent, tous les tissus sont pris en même temps. On reconnaît le caractère de cette affection, à une tuméfaction ordinairement œdémateuse, d'un rose plus ou moins foncé, et comme translucide, qui envahit l'intérieur des paupières. L'appareil lacrymal participant à l'irritation de la paupière, sécrète une quantité considérable de larmes et de mucus. Au milieu de ces désordres, le globe de l'œil est encore sain ; souvent même il reste étranger à l'inflammation du rideau qui le couvre. On a divisé la blèpharite en blèpharite simple qui a pour siége le corps de la paupière, et en blèpharite ciliaire ou glandulo ciliaire, qui en occupe le bord. La blèpharite glandulo ciliaire est la plus fréquente. Elle a pour siége, les follicules muqueux connus sous le nom de glandes de Meibomius : glandes ciliaires , glandes sébacées , glandes muqueuses. L'inflammation débute par les unes ou par les autres de ces glandes, puis, les envahit toutes ensemble, ainsi que les tissus environnants.

Le caractère dominant de la blèpharite ciliaire, est la sécrétion d'un produit puriforme qui, le matin, colle les cils les uns avec les autres; les deux paupières sont agglutinées, et quelquefois l'âcreté du liquide sécrété, est telle que les joues en sont excoriées. Si la maladie est peu intense, le sujet n'éprouve que des picotements légers ; dans le cas contraire, il y a un sentiment de brûlure insupportable, c'est alors que le muscle orbiculaire, se contractant par un mouvement spasmodique, le bord libre de la paupière s'enroule, et donne lieu au trichiasis et à l'entropion.

Tous les sujets lymphatiques sont prédisposés à cette affection ; elle est très-commune chez les enfants, chez les jeunes personnes; les scrofuleux en sont généralement atteints. Des circonstances hygiéniques parmi lesquelles, il faut citer l'habitation dans des lieux humides, et certaines professions, concourent à provoquer cette affection. La fatigue des yeux par des travaux de cabinet, développe encore cette maladie. Cette fatigue s'annonce par des picotements, de la rougeur, et un peu de tuméfaction des bords libres des paupières : il y a au début un léger trouble de la vision.

Le traitement de l'inflamation palpébrale est des plus simples. Si le malade a un tempérament robuste et sanguin, et si dès le début, la blèpharite a pris les allures d'une phlegmasie violente, il sera utile d'opposer la saignée générale en même temps que l'on emploiera les purgatifs, surtout lorsque la maladie est liée à un embarras gastrique. L'on lavera huit à dix fois par jour l'œil, avec une décoction de thé vert, et l'on appliquera sur les paupières, le soir, du saindoux ; si la blèpharite est passée à l'état chronique, on se trouvera bien de cautérisation au sulfate de cuivre et on pourra employer avec avantage la pommade suivante que l'on fera bien pénétrer dans l'œil à l'aide d'un papier roulé, ou de la tête d'un épingle.

Pr. Précipité rouge. — 10 centigrammes.

Axonge. — 10 grammes.

Mêlez intimement.

La blèpharite glandulo ciliaire demande pour son traitement des soins plus minutieux et incessants. Les lotions d'eau de thé devront être répétées plus souvent. On devra appliquer le soir un cataplasme de fécule de riz, entre deux gazes, sur les paupières, pour faire tomber les croutes.

On recouvrira après cela, le bord des paupières, de

pommade de concombre. On prendra pendant une semaine, tous les deux jours un verre d'eau de sedlitz. Quand les croutes seront tombées et les cils bien nettoyés, on lavera les yeux sept ou huit fois par jour avec un linge trempé dans la solution suivante:

Pr. Borate de soude. — 20 centigrammes.
Eau distillée.   — 100 grammes.
Mêlez, pour collyre.

Lorsque les mucosités sont parfaitement détruites, que les cils sont propres, on peut employer les pommades de précipité rouge, de Desault de Lyon, puis celle de précipité blanc.

Pommade de la V° Farnier.

Pr. Acétate de plomb cristallisé. ⎰
Oxyde rouge.   — ⎱ 15 centigrammes.
Axonge.   — 6 grammes.

CHAPITRE XXIV.

Contusions et plaies des paupières.

La vascularité très-abondante des paupières et la finesse de leur tissu rendent très-facile les ecchymoses, à la moindre contusion de ces parties. L'extravasation sanguine est le seul fait important qui doit nous occuper à l'occasion de ces lésions. Ce n'est pas à l'instant même du coup reçu que les paupières se gonflent ordinairement, mais bien quelques heures après; le gonflement des paupières est porté quelquefois au point que l'œil en est entièrement couvert. La couleur de la peau devient noire sur les points les plus gonflés; elle est violette sur d'autres points, et jaunâtre à la circonférence. La conjonctive est aussi plus ou moins ecchymosée, et l'œil devient souvent photophobique, c'est-à-dire qu'il ne peut soutenir la lumière. D'autres fois, mais plus rarement, il se forme dans la conjonctive palpébrale et oculaire des chémosis ou boursoufflements de la conjonctive, et qui peuvent provoquer des accidents graves. C'est surtout chez les boxeurs anglais, que l'on rencontre les épanchements sanguins que nous signalons.

Lorsque les épanchements sont légers, ils peuvent se résoudre spontanément par les seuls efforts de la nature. La peau prend alors une couleur vineuse qui passe au brun, puis au jaune et disparaît ensuite.

L'hématocèle se dissipe ordinairement par résolution à l'aide de seules fomentations d'eau fraîche.

M. Tyrrel attache une importance toute spéciale, à un cataplasme de bryonne noire

-cuite dans du lait avec de la farine; il assure que les boxeurs anglais, font disparaître l'ecchymose palpébrale en quarante-huit heures, par ce moyen.

Midlemore conseille de peindre les paupières pochées, chez les personnes qui, obligées de se montrer, tiendraient à cacher leur accident. En somme, comme traitement surtout dès le début, on devra employer la compression exacte de la partie, à l'aide de compresses et des affusions répétées, d'eau fraîche et du repos.

CHAPITRE XXV.

Plaies des paupières.

Lorsqu'elles sont simples les plaies des paupières méritent à peine une mention spéciale. Il suffit de les absterger, de les réunir au moyen de petites bandelettes de taffetas gommé anglais, et de les couvrir d'un bandage approprié, qu'on humectera souvent avec de l'eau fraîche.

Quant aux plaies à la suite de coup de feu ou de piqûres profondes, qui peuvent interresser l'orbite, et être compliquées de lésions nerveuses, de phlogose périostale, de fracture, de commotion oculaire ou cérébrale, nous ne ferons que les signaler.

CHAPITRE XXVI.

Du clignottement des paupières.

Le clignottement des paupières, appelé par les ophtholmologistes, *nystagmus*, est une maladie tantôt congéniale, tantôt accidentelle.

Dans le premier cas, elle est incurable; on l'a appelé tic congénial des paupières.

Les hommes nerveux adonnés aux travaux de l'esprit, les femmes hystériques y sont fort sujets.

Ces mouvements rapides des paupières, ne sont pas douloureux, mais ils peuvent amener des troubles dans la vision. On doit considérer le nystagmus comme un indice d'une irritation des centres nerveux, que l'on combattra par des saignées, de l'eau froide sur la face et des purgations avec de l'aloès. L'extrait de belladone appliqué localement, amène souvent de bons effets. Il en est de même des frictions avec l'eau de laurier cerise.

CHAPITRE XXVII.

CHUTE DES PAUPIÈRES.

Blèpharoptose.

La paupière supérieure tombe quelquefois dans l'impuissance ; elle reste abaissée au devant de l'œil comme celle d'une personne qui dort. On a donné à cette affection le nom de blèpharoptose. C'est un allongement et un relâchement des téguments, produits soit parce que la paupière a été longtemps en proie à une tumeur qui l'a totalement tiraillée en bas, soit, qu'une affection paralytique dépendant d'une impuissance nerveuse du muscle releveur, en soit la cause. Les douleurs rhumatismales, les blessures, les épanchements ou les ramollissements du cerveau, les tumeurs diverses dans la fosse orbitaire, peuvent encore amener cette maladie.

L'abaissement de la paupière supérieure, est souvent assez considérable, pour empêcher la vision.

TRAITEMENT : les moyens de traitements opposés à cette maladie, sont médicinaux ou chirurgicaux.

On n'applique les premiers que dans les cas légers,

et l'on doit recourir aux seconds pour les chutes complètes, surtout celle de nature paralytique. Pour les premiers cas, on donnera au muscle qui met en mouvement la paupière supérieure, une action plus énergique par des lotions aromatiques.

Pr. Alcool. — 50 grammes.

Ether. — 25 grammes.

Mêlez.

ou bien.

Pr. Eau distillée. — 60 grammes.

Sulfate de zinc. — 4 grammes.

On devra employer ces liniments en frictions fréquemment répétées pendant le jour. On pourra encore faire des applications de compresses imbibées de ces liquides. Si ces moyens ne suffisaient pas, on emploiera sur la paupière des frictions, avec le liniment suivant :

Pr. Huile de croton. — 2 grammes.

Huile d'olives. — 25 grammes.

Mêlez.

Lorsque l'affection persiste, on doit recourir aux moyens chirurgicaux.

CHAPITRE XXVIII.

Brûlures des paupières.

Les brûlures des paupières, sont très-fréquentes, chez les personnes qui se livrent à la fabrication de la poudre et de produits chimiques; les fondeurs et ceux qui conduisent des machines à feu y sont également exposés. Quand on reçoit sur l'œil un corps en ignition ou un corps étranger, la contraction naturelle des paupières est très-rapide. C'est à cette rapidité avec laquelle les paupières se ferment, qu'il faut attribuer la préservation de l'œil dans la plupart des accidents de brûlures, qui attaquent si vivement d'ailleurs les paupières. On n'a affaire le plus souvent, qu'à une brûlure du premier degré.

Dans toutes les brûlures des paupières, il faut chercher à arrêter les effets de l'inflammation, et diminuer ou prévenir la suppuration. On pansera les brûlures des paupières, comme les plaies de ce genre sur toutes les autres parties du corps. Le cérat opiacé étendu sur de la charpie, le coton cardé, conviennent dans ces cas.

CHAPITRE XXIX.

Union des paupières entr'elles. Ankyloblépharon.

Par suite d'ulcérations, de brûlure ou d'inflammation, les bords des deux paupières peuvent devenir réciproquement adhérents, le globe oculaire restant libre derrière et souvent sain; on a donné à cette affection le nom d'ankyloblépharon. On rencontre quelquefois, chez les enfants, une réunion congénitale. Dans ce cas les deux muqueuses palpébrales sont unies ensemble, de manière à former au devant de la cornée, une sorte de voile muqueux très-mobile. Quelquefois, le globe de l'œil est sain ; c'est ce qui arrive le plus souvent chez les enfants qui viennent au monde atteints de cette infirmité, d'autres fois, l'œil est désorganisé, car les lésions qui ont amené cette union, ont d'abord détruit l'œil, en totalité ou en partie.

TRAITEMENT : une opération seule peut rendre les paupières à leurs fonctions accoutumées.

CHAPITRE XXX.

Symblépharon ou adhérence des paupières au globe de l'œil.

Le symblépharon consiste dans l'adhérence des paupières avec le globe de l'œil.

Cette adhérence a lieu tantôt avec l'une des deux paupières , la supérieure ou l'inférieure, tantôt avec les deux ; le plus souvent, l'adhérence n'a lieu qu'à l'aide de brides plus ou mois étendues. Dans ce cas, les paupières ne sont pas complètement immobiles, d'autres fois, le globe de l'œil et les paupières ne forment qu'une seule masse. Cette union peut comprendre toute la conjonctive depuis le bord ciliaire jnsqu'au centre de la cornée, d'autres fois, la cornée n'est pas atteinte par les brides. De cette façon, le symblépharon peut être total ou partiel.

Les causes du symblépharon sont à peu près les mêmes que celles de l'ankyloblépharon. Les causes traumatiques déterminant une inflammation de la conjonctive oculopalpébrale ; la suppuration et son ulcération la produisent. Les brûlures par les acides, l'explosion de la poudre, des machines à vapeur, produisent également ces adhérences anormales.

TRAITEMENT : il consiste dans la séparation des parties adhérentes.

M. Vetrie, de Leipsik, préconise la petite pellicule interne de l'œuf de poule, que l'on doit interposer entre les lèvres de la plaie. On a aussi vanté l'efficacité du collodion.

CHAPITRE XXXI.

Orgeolet. (Compère Loriot.)

L'orgeolet ainsi nommé à cause de sa ressemblance avec un grain d'orge, est une petite tumeur inflammatoire, qui à son siége dans le tissu cellulaire du bord libre des paupières. L'orgeolet débute dans les follicules sébacés de la peau, dans le tissu cellulaire voisin de l'extrémité des conduits des glandes de Meibomius, ou dans les bulbes ciliaires. Cette tumeur, à part sa grosseur, qui est toujours très-minime, ressemble beaucoup au furoncle dans sa forme aiguë.

Elle disparait rarement par résolution, ou spontanément, ou sous l'influence de remèdes abortifs. Elle se comporte le plus souvent comme le furoncle, et ne guérit qu'après qu'il s'est formé un bourbillon, et que ce bourbillon a été expulsé.

L'orgeolet peut aussi affecter la forme chronique, et en s'endurant, donner lieu à une tumeur non inflammatoire, que nous examinerons à l'article chalazion.

Quoique fort légère, cette maladie produit quelquefois une réaction accompagnée d'agitation, d'insomnies et de fièvre. L'orgeolet est souvent produit par des causes extérieures telles que : la meurtrissure des paupières, l'introduction de corps étrangers dans l'œil, les courants d'air subits, lorsque la face est en sueur. Mais le plus souvent l'orgeolet est lié à un état morbide des voies digestives. Les personnes qui en sont atteintes sont en général de jeunes personnes non réglées, ou touchant à une époque menstruelle ; des sujets lymphatiques ou scrofuleux, des adolescents à la peau fine et délicate.

Il est bon de surveiller la marche de l'orgeolet, parce qu'il peut s'accompagner chez les scrofuleux surtout, d'ophthalmie plus ou moins grave, qui peut se terminer par l'infiltration œdémateuse du tissu cellulaire de la conjonctive, appelé chémosis séreux.

TRAITEMENT : dans le traitement de l'orgeolet on doit se poser pour principe d'amener promptement à maturité l'inflammation suppurative du follicule.

On devra prendre de légères purgations et dans le cas ou il y aurait œdème des paupières, ou seulement pour le prévenir, on fera baigner l'œil, plusieurs fois par jour, avec le collyre suivant :

Pr. Sous acétate de plomb cristallisé. } 10 centigrammes.

Eau distillée. — 30 grammes.

Mêlez.

On appliquera en outre, toutes les deux heures, sur la paupière, pour y être maintenu une demi-heure seulement, un cataplasme froid de fécule de riz. Les cataplasmes ne devront pas être appliqués d'une manière permanente, pour plusieurs raisons. D'abord parceque ces topiques, prolongés trop longtemps, agiraient au delà des limites convenables, aminciraient la peau, la décolleraient, et produiraient par la suite, une cicatrice vicieuse, tout en prolongeant la maladie. Ensuite, il importe de laisser à la paupière, la faculté de fonctionner en toute liberté, afin que les mouvements d'élévation et d'abaissement de ce voile membraneux, servent eux-mêmes à entrainer le pus au dehors, par leurs contractions.

Lorsque l'orgeolet tend à devenir chronique, on appliquera simplement, un carré de sparadrap, pour hâter le ramollissement de la tumeur.

CHAPITRE XXXII.

Furoncle et charbon.

Tout ce que nous venons de dire au sujet de l'orgeolet, peut être rapporté en général à l'histoire du furoncle, avec la seule différence, que le furoncle peut avoir son siége sur toutes les parties de la paupière, et avec un volume plus considérable. Il coïncide presque toujours, avec un dérangement des voies digestives. Il est très-douloureux et souvent accom-

gné de fièvre: la résolution est très-difficile
à obtenir. On devra donc, par des cataplasmes,
favoriser le plus tôt possible la sortie du
bourbillon, qui une fois exclu, termine et la
douleur et la maladie.

CHAPITRE XXXIII.

Verrues des paupières.

Les verrues des paupières, sont assez com-
munes à tout âge, mais on les rencontre, le
plus souvent, chez les jeunes personnes et
chez les vieillards. Elles sont moins dures que
les verrues des pieds et des mains, et en général, elles tiennent à la peau par un pédicule
étranglé. Il en est aussi qui ont un pellicule
large, chez les vieillards principalement, et
dégénèrent quelquefois en tumeurs de mauvaise nature, surtout lorsqu'on les irrite, par
des attouchements et des médications impru-
dentes.

TRAITEMENT : on coupe ces tumeurs lorsqu'elles
sont pédiculées. Chez les personnes qui seraient
effrayées de faire faire eette opération, on emploie
l'étranglement au moyen d'un fil de soie en attachant
la tumeur à sa base, et en l'abandonnant ainsi à elle-
même, jusqu'à ce qu'elle tombe.

CHAPITRE XXXIV.

Chalazion.

Le chalazion est une tumeur non inflammatoire, occupant le plus ordinairement, le bord des paupières, le plus souvent à la suite d'un petit orgeolet non ulcéré.

Cette petite tumeur contient quelquefois, une matière sébacée, durcie, et qui demeure longtemps stationnaire. Quelquefois, cette matière revêt la forme d'un gros grain de millet.

TRAITEMENT: il est très-difficile d'obtenir la résolution de ce genre de tumeur, on pourra cependant employer avec quelques chances de réussite, les frictions avec la teinture d'iode. Dans le plus grand nombre des cas, ces frictions font passer la tumeur à un état aigu, qui se termine par la suppuration, sous l'influence de laquelle elle disparaît complètement. Mais le traitement le plus sûr, consiste à faire extirper la tumeur.

CHAPITRE XXXV.

Renversement des cils, trichiasis, districhiasis.

On donne le nom de trichiasis à la déviation vicieuse, d'un ou plusieurs cils, et à leur renversement en dedans. Dans cette position, ils irritent mécaniquement le globe de l'œil, et enflamment les paupières.

On a appelé districhiasis la production de cils surnuméraires ou accidentels. Par suite de blèpharite chronique, les cils naturels peuvent s'incliner accidentellement, du côté de l'œil, et de nouveaux cils peuvent naître, sur la muqueuse palpébrale. Les cils surnuméraires, ne sont point implantés dans un ordre régulier, et c'est à tort, que l'on a signalé deux ou trois rangées de cils. Les cils déjà existants, se dévient, et les cils surnuméraires, se développent par suite d'ulcérations, au bord interne de la paupière, des cicatrices, de petites tumeurs ou de ramollissements de cette partie. Le trichiasis, peut être partiel ou général, c'est-à-dire qu'un seul cil peutêtre dévié, comme aussi, le plus plus grand nombre peut subir la déviation. Le premier effet de l'inversion d'un ou plusieurs cils, est de produire dans l'œil, une irritation semblable à celle d'un corps étranger. L'œil devient rouge et larmoyant, et le besoin de se débarrasser à cette sensation de corps étranger, imprime à la paupière, un clignottement désagréable, qui, en augmentant le nombre des mouvements de la paupière, multiplie sur l'œil déjà irrité, les frottements du poil devié. Les souffrances peuvent être très-violentes, et l'inflammation peut devenir très-sérieuse, en se transmettant à la cornée qui est rapidement ulcérée, perforée, ce qui peut ainsi, amener la perte de l'œil.

TRAITEMENT : on a imaginé une foule de moyens plus ou moins rationels pour guérir cette maladie. Nous citerons seulement, ceux sur lesquels on peut réellement compter. En première ligne nous devons mentionner l'arrachemeut répété des cils.

Quand les cils étaient en très-petit nombre , on les attachait avec un fil de soie, que l'on fixait sur les joues, et l'on est ainsi parvenu, à leur rendre leur direction normale.

Enfin, on a conseillé pour guérir le trichiasis, l'excision d'un petit lambeau de peau du bord libre de la paupière.

CHAPITRE XXXVI.

Renversement des paupières en dedans. Entropion.

On a donné le nom d'entropion, au renversement du bord des paupières en dedans. Quelques auteurs, l'ont confondu avec le trichiasis. Ce sont deux affections distinctes , mais souvent, elles existent à la fois. Dans tout entropion, il y a un renversement des cils en dedans, mais ce renversement des cils en dedans, peut exister, sans qu'il y ait entropion. L'entropion peut avoir lieu à la paupière supérieure, à la paupière inférieure ou aux deux. Il peut attaquer toute l'étendue de la paupière, comme aussi n'exister que sur un seul point ; dans ce cas il a principalement son siége au centre de la paupière. Le renversement de la paupière, produit les mêmes accidents que le trichiasis, seulement, les accidents sont plus intenses, et amènent plus rapidement, la destruction de l'œil.

Traitement : le traitement de cette affection, consiste à retrancher l'excès de paupière, au moyen d'une opération et à redonner à cette membrane, sa tonicité naturelle.

CHAPITRE XXXVII.

Renversement des paupières en dehors. Ectropion.

L'ectropion est la maladie complètement opposée à l'entropion, c'est le renversement d'une ou des deux paupières en dehors. Cette affection ne s'observe ordinairement, qu'à la paupière inférieure; on la rencontre rarement à la supérieure, cela tient à ce que la première est plus courte et moins contractile. Le renversement est plus ou moins grand, ce qui fait admettre des degrés, suivant que l'évasement du tarse, est plus ou moins prononcé. Dans le renversement complet, la face conjonctivale de la paupière, est rendue externe. Dans cette maladie, il y a généralement, larmoiement et phlogose de la conjonctive. Le plus souvent, la phlogose de la conjonctive précède l'infirmité. Les caractères de cette maladie, sont ceux des conjonctivites chroniques. Il y a une difformité plus ou moins désagréable. Un écoulement de larmes, qui occasionne une douleur constante, des obscurcissements de la cornée, enfin un amas muqueux ou sébacé, qui s'accumule sur la joue, et produit une malpropreté de la face. Ces accidents, existent plus ou moins, en raison de la gravité de la maladie, et de son ancienneté.

Abandonné à lui-même, l'ectropion peut amener la perte de la vue, par les phlogoses auxquelles il expose l'œil, en le dénudant.

L'inflammation aiguë et chronique de la

conjonctive palpébrale et des glandes de Meibomius, le boursoufflement de la muqueuse
qui renverse mécaniquement la paupière, les
brûlures, la petite vérole, les ulcères scrofuleux, sont les causes les plus fréquentes, qui
produisent l'ectropion. La paralysie des muscles du globe de l'œil, ou celle du muscle
orbiculaire des paupières, peuvent aussi produire l'ectropion.

TRAITEMENT: Quand le renversement de la paupière est léger, et qu'il tient à une inflammation
chronique de la conjonctive oculaire et palpébrale,
il suffit de combattre cette cause, par des collyres
astringents, et des remèdes internes, si l'on redoute
une cause constitutionnelle.

CHAPITRE XXXVIII.

Myopie.

On appelle myopie, un vice fonctionnel de
la vue, qui ne permet de voir les objets qu'à
une petite distance ou en deça des limites de
la vision normale. Dans l'état normal, le point
de vision distincte, est à une distance des yeux
qui varie, entre 18 et 25 centimètres. Placés
plus loin, les petits objets tels que les caractères d'imprimerie que l'on prend le plus

souvent pour type de comparaison , dans l'étude de cette affection, ne peuvent plus être perçus.

A une distance relative, le myope a une bonne vue , c'est-à-dire que la perception s'exécute d'une manière aussi nette que dans l'état naturel. Dans quelques circonstances, la myopie peut être un symptôme d'une affection plus ou moins grave de l'œil. Nous citerons le staphylôme de la cornée et les albugos qui peuvent produire la myopie, par l'éloignement du diamètre corneo-rétinien, ou antero postérieur. L'épanchement de sang dans la coque oculaire, la mydriase ou dilatation permanente de la pupille. Dans ce cas, la myopie est le résultat de la trop grande quantité de lumière, qui en entrant par une large ouverture pupillaire, frappe trop obliquement le cristallin, produit une trop forte réfraction, l'épaississement du corps vitré. Dans les grandes villes la myopie est très-fréquente. On dirait presque, que la myopie est le partage exclusif, des personnes élevées dans une certaine aisance. Presque jamais, en effet, on ne rencontre la myopie à la campagne, chez le paysan, ni chez le pauvre. L'exercice des enfants à une petite lumière, à des ouvrages très-fins, tels que le dessin, la broderie, fait que la pupille reste continuellement plus dilatée qu'elle ne devrait l'être, et que l'organe oculaire, est obligé de faire des efforts continuels pour bien voir, ce qui détermine la myopie. Les yeux des enfants sont naturellement myopes. Le bombèment et l'épaississement de la cornée, la sphéricité du cristallin étant chez eux, analogue à celui des poissons, explique ce phénomène. Tout ce qui augmente en effet, au delà de certaines limites, la force réfractile de la lumière, peut être cause de myopie. Mais la myopie chez les enfants n'est que temporaire, et disparaît avec les progrès de l'âge, lorsque les causes que nous avons signalées, ne sont pas trop longtemps soutenues, l'exercice de certaines professions, comme l'horlogerie, l'orfèvrerie, la sculpture, la gravure, les travaux du calligraphe, les travaux de cabinet, chez les hommes de science, par suite de l'usage habituel de leurs yeux, à des objets très-rapprochés, occasionne assez souvent cette affection, pour les causes que nous avons signalées. L'habitation longtemps prolongée dans des endroits sombres, est aussi une cause; l'usage des voiles chez les dames et chez les jeunes personnes, peut occasionner la myopie, ou l'augmenter, si elle existe déjà. Le voile tremblottant en effet, devant les yeux, oblige la pupille à se dilater. La lumière qui le traverse, éprouve une réfraction. Avant d'arriver à la cornée, le globe de l'œil est obligé pour voir distinctement, de faire des efforts continuels; toutes ces circonstances occasionnent ou augmentent la myopie. La myopie, quand elle ne tient pas à une désorganisation d'une des parties de l'œil, se rencontre plus souvent, sur des jeunes gens et des adultes, puisque chez l'homme déjà d'un certain âge, l'organe visuel perdant naturellement sa convexité, les rayons lumineux sont réfractés directement sur la rétine.

Les caractères physiques et physiologiques de la myopie sont les suivants: le bombement du globe de l'œil et surtout de la cornée, la dilatation de la pupille. Chez le myope, le regard est accompagné de flexion de la tête, de froncement des sourcils, du front, absence d'expression oculaire, c'est-à-dire que les myopes ne peuvent pas bien distinguer ce qui se passe autour d'eux; leur physionomie offre un certain air inexpressif ou hébété. Dans la lecture, les uns portent le livre très-près des deux yeux, les autres, placent la tête latéralement et lisent avec un œil, ce qui fait entrer la lumière par le côté le moins convexe de la cornée. En regardant les objets à une certaine distance, ils ferment les paupières, et compriment les globes oculaires.

La myopie peut se terminer par la guérison, par l'état stationnaire, et quelquefois par la presbyopie.

TRAITEMENT : on n'emploie généralement contre la myopie que l'usage des verres concaves. Les lunettes dont les myopes se servent, peuvent devenir un mode curatif, si après les avoir employées quelque temps, on a la précaution de les changer tous les mois, en passant graduellement à des numéros de moins en moins forts, de manière qu'après un certain temps on puisse arriver aux verres tout-à-fait plats, qu'on quittera aussi, pour s'habituer enfin à voir sans lunettes. On doit prendre des verres d'une concavité plus ou moins forte, suivant le degré de la maladie. On a divisé ces degrés en numéros correspondants. Il existe dans les verres concaves quatre séries ; les plus élevés portent les numéros 60 — 30 — 20 — 18 — 16.

Ils permettent de voir avec les myopies les plus faibles.

Les numéros 15 — 14 — 13 — 12 — 11 — 10 correspondent aux myopies assez prononcées.

Les numéros 9 — 8 — 7 — 6 — 5 — 4 1/2 — 4 correspondent aux myopies fortes.

Les numéros 3 3/4, 1, 3 1/2, 1, aux myopies fortes.

Les numéros 3 3/4, 1, 3 1/2, 1, 3, 2 3/4, 2 1/2, 2, 1 3/4, 1 1/2, 1, correspondent enfin aux myopies les plus prononcées. Le malade doit choisir lui-même, le numéro avec lequel il voit le mieux.

Les conseils généraux pour l'emploi des lunettes seront développés au chapitre spécial.

Un certain exercice de l'œil, peut très-bien amender et même guérir la myopie. On fait asseoir le malade sur une chaise, la tête fixée contre un mur. on place un pupitre devant lui, à une distance convenable pour qu'il puisse lire sans efforts dans un livre à caractères ordinaires. On le fait exercer pendant une heure ou deux plusieurs fois par jour, à cette lecture. On éloignera chaque semaine, le pupitre de quelques lignes, la tête restant toujours fixe, et l'on oblige ainsi l'appareil oculaire à s'habituer par degré, à la lecture éloignée, avec ou sans lunettes, jusqu'à ce qu'on arrive à la distance de la vue normale.

CHAPITRE XXXIX.

De la Presbytie.

La presbytie est un vice fonctionnel de l'œil, qui ne permet de voir distinctement, qu'à une distance plus grande de celle de la vision normale, qui est de 6 à 8,000 millimètres. C'est une lésion opposée à la myopie. De même que cette affection, la presbytie peut être un symptôme d'une maladie plus ou moins grave de l'œil. Parmi ces maladies : l'atrophie de l'œil, l'atrophie de la cornée et celle de la chambre antérieure, peuvent produire la presbytie.

On rencontre fréquemment la presbytie chez les chevaux et chez les bœufs pour cette dernière cause. Le resserrement permanent de la prunelle, l'atrophie du cristallin, son déplacement ou son enlèvement, sont la cause de l'affection, c'est ce qui arrive dans l'opération de la cataracte. Dans la cataracte, les opérés sont en général très-presbytes, et ont besoin de verres fort convexes, pour bien voir. L'évacuation du corps vitré, l'atrophie de la graisse orbiculaire sont encore des causes. On ne rencontre ordinairement cette lésion que chez les vieillards. Elle est très-commune chez eux, à cause de la diminution des humeurs de l'œil. Dans la presbytie, une lumière vive est recherchée, pour bien voir.

Tout ce qui diminue le diamètre antéro postérieur de la sphère oculaire, est une cause de presbytie ; tout ce qui affaiblit la force réfringente des corps diaphanes de l'œil, l'amincissement de la cornée et tout ce qui provoque le resserrement de la pupille.

Les presbytes, pour bien voir, doivent éloigner l'objet qu'ils regardent. Ils ont besoin d'une grande quantité de lumière. Ils ont, dans la lecture, une prédilection pour les gros caractères. On rencontre dans cette affection, une fatigue des yeux survenant d'une manière rapide. La vue est brouillée, à la suite de lectures ou d'efforts de vision prolongés, dans de petits objets. On devra se tenir en garde, pour ne point confondre la presbytie avec l'amblyopie amaurotique, qui offre quelques analogies dans ses symptômes.

La presbytie peut guérir, demeurer stationnaire, ce qui arrive le plus souvent, ou conduire à l'amblyopie et à l'amaurose sénile.

Traitement : le seul moyen employé avec succès, contre la presbytie, est l'usage des verres convexes qui peut amener la guérison par un emploi graduel de verres comme dans la myopie. Lorsque la presbytie est stationnaire, et ne fait pas d'incesssants progrès, on doit changer de temps en temps les verres en passant des plus convexes au moins convexes, pour arriver à ceux tout à fait plats, et les abandonner ensuite pour bien voir à l'œil nu. Ce traitement est très-long, mais il amène souvent la guérison. Au reste, la vue presbyte quand elle ne fait pas de progrès incessants, n'est pas une affection à craindre, ni une véritable infirmité, car elle permet souvent, de voir à de très-grandes distances, et les petits objets sont très-bien aperçus, étant rapprochés, lorsqu'on se sert de verres convexes.

CHAPITRE XL.

DU STRABISME.

Vue louche.

Le strabisme est une défectuosité fonctionnelle de l'œil, qui détruit le parallélisme de son axe visuel. (Par axe visuel on entend une ligne qui, partant du milieu de la cornée, passe par le centre du cristallin, et aboutit sans déviation au centre de la rétine. Si l'on prolonge les deux axes visuels en avant, vers un point très-éloigné, comme par exemple vers le bout d'une très-longue allée cotoyée d'arbres, ils convergent entr'eux; ce qui le prouve, c'est que les deux côtés de l'allée semblent se rapprocher réciproquement au point de se toucher presque, vers leur extrémité lointaine. Lorsque la vision s'exerce aux distances ordinaires, la convergence des deux axes est parallèle. L'objet est très-rapproché il y a convergence forcée, comme quand on regarde une tache sur le bout du nez, par exemple. Ceci posé, s'il y a par une cause quelconque, déviation des deux axes visuels qui doivent être sur le même niveau, de manière que l'un se dirige en haut, l'autre en bas, il y aura strabisme.) Cette rupture du parallélisme axuel, peut dépendre d'un seul œil, ou des deux à la fois. Le strabisme en effet, peut être double, c'est-à-dire exister aux deux yeux dans un même sens, ou dans des sens différents. Cette manière de regarder que l'on a appelée vue louche, est très-fréquente, et défigure plus d'un joli visage. Le strabisme est appelé convergent lorsque les deux yeux sont tournés vers le nez, et divergent lorsqu'ils s'en éloignent; strabisme mixte, quand un œil est divergent, et l'autre convergent. On a appelé strabisme horrible, la difformité dans laquelle, par un excès de puissance de la part du muscle droit supérieur, le globe de l'œil est tiré en haut, tandis que l'œil opposé est tiré en bas. Non seulement le strabisme est un vice quant à la forme, mais encore quant à la fonction, car il est des yeux tellement déviés, qui non-seulement ne peuvent servir à la vision, mais qui produi-

sent sur l'autre œil, des symptômes de diplo-
plie et d'amblyopie: ce qui oblige un grand
nombre d'individus atteints de strabisme à
un seul œil, de fermer complètement l'œil
dévié. Par ce moyen, ils perçoivent, mais
l'œil affecté se dévie davantage. Le strabisme est congénital ou accidentel. Le premier, peut être héréditaire quelquefois; il y
a des familles dans lesquelles la vue louche
se perpétue, soit par défaut d'organisation
primitive, soit par imitation. Il n'est pas
de maladie qui ait des causes plus diverses
et plus opposées les unes des autres, que le
strabisme. On produit quelquefois le strabisme chez les très-jeunes enfants, en les
allaitant toujours avec la même mamelle, et
en les plaçant dans leur berceau de telle
sorte, à ce que les yeux étant toujours tournés du même côté, contractent une direction
vicieuse. Souvent, le strabisme se contracte
par imitation, surtout chez les enfants. Les
adultent contractent aussi une direction vicieuse de l'axe visuel, en regardant de travers, en faisant des efforts pour regarder leur
nez. Le strabisme est dû aussi, dans quelques
cas, à une affection cérébrale récente, idiopa-
tique ou symptomatique, et disparaît sou-

vent avec la maladie. Toutes les causes du strabisme se résument en somme, dans le principe de la desharmonie, de l'action musculaire. Les muscles qui meuvent l'œil peuvent s'atrophier ou s'hypertrophier, et produire par cette cause, le strabisme.

TRAITEMENT : on a employé pour guérir le strabisme une foule de moyens. Nous allons citer ceux que nous jugeons les plus profitables: l'électricité ou la galvanopuncture appliquée sur les muscles affaiblis ou bien au sourcil, sur le tronc du nerf frontal, a souvent produit de bons résultats; le masque, les tubes noirs, l'entonnoir de Weller, les bésicles noires de Verdue, les mouches de taffetas sur le nez, l'exercice devant une glace ont été employés.

Voici un moyen que nous allons décrire et qui peut produire de bons résultats : on prendra des verres tout-à-fait plats et de la largeur de l'orbite ; on se servira de verres noirs, on en couvrira de blancs avec du papier noir collé, on laissera à ces verres deux espaces linéaires transparents, qui passeront par le centre; un de ces espaces doit être horizontal ou vertical, suivant que le strabisme a lieu en dehors ou en dedans, en bas ou en haut; l'autre tellement oblique, que partant du côté où existe la déviation il aille en s'éloignant se terminer du côté opposé, de manière à avoir cinq ou six lignes d'écartement, lorsqu'il touche la circonférence. De cette manière l'œil reçoit la lumière de tous les côtés, mais principalement du dehors, et pour voir, l'œil est forcé de se tourner dans ce sens. On bouche bien entendu, l'autre œil, en le couvrant d'un verre complètement noir. Dans les cas de strabisme double, on aura deux verres organisés d'après ce principe.

La mouche de taffetas sur le nez peut être très-utile dans le strabisme divergent chez les enfants.

L'exercice à la glace, consiste à regarder, pendant un certain temps, plusieurs fois par jour, la pupille dans l'image, ce qui ne peut avoir lieu sans diriger l'œil dans sa rectitude normale.

Dans les cas où l'on reconnaîtra que le strabisme est symptomatique de congestion de la tête, ou de congestion abdominale, on devra employer les saignées ou les purgatifs, et les tisanes rafraîchissantes.

Chez les enfants, si la maladie est récente, il faut placer dans la direction opposée au strabisme un corps brillant qui, par son éclat, attire leur regard et qui puisse leur faire vaincre la déviation en sens inverse.

Lorsque la maladie est à son début, un simple bandeau placé sur l'œil sain, suffit pour amener la guérison.

Dans les cas où ces moyens divers, ne seraient d'aucune efficacité, on a recours à l'opération.

CHAPITRE XLI.

Du Pterigion.

Le pterigion est une sorte de végétation membraneuse ou épaississement de la conjonctive, ayant la forme d'un triangle dont la

base se trouve tournée du côté de l'orbite,
tandis que le sommet se dirige du côté de la
cornée, qu'il envahit quelquefois en totalité
ou en partie. Dans cette maladie, il y a un
développement plus ou moins considérable
des vaisseaux de la conjonctive, relâchement
et hypertrophie de cette membrane. Dans ce
cas, les tissus sont développés outre mesure.
La forme triangulaire est son caractère dis-
tinctif, qui empêche de confondre cette affection avec diverses excroissances de mauvaise
nature. Généralement, on ne rencontre qu'un
pterigion à la fois, d'autres fois, on en rencontre
d'eux, l'un en dedans l'autre en dehors. L'on
en a vu même, jusqu'à trois et quatre sur le
même œil. Le pterigion peut être purement
membraneux, dur, parcheminé, charnu ou
variqueux, et adipeux.

Le pterigion n'est pas une maladie doulou-
reuse, et on pourrait ne le considérer que
comme une difformité, si à la longue, elle
n'envahissait pas la cornée transparente, et
n'obscurcissait pas la pupille par ses progrès
toujours croissants. La marche du pterigion
est ordinairement très-lente. Lorsqu'il envahit complètement la pupille, il amène la
cécité. Tous les âges sont sujets à cette mala-

die, depuis l'enfant au berceau jusqu'au vieil-
lard décrépit. C'est le plus souvent, dans la
période moyenne de la vie, que l'on rencontre
cette affection. Une conjonctivite chronique
peut amener cette maladie. On a vu aussi, le
pterigion se manifester à la suite de blessures
de l'œil; mais dans tous les cas, cette production morbide, est le plus souvent accompagnée
d'une certaine altération de la muqueuse qui
la couvre.

TRAITEMENT : Quand le pterigion est commençant,
borné au blanc de l'œil et qu'il n'a pas encore envahi
la cornée, on peut employer les collyres résolutifs
que nous allons citer :

Pr. Eau distillée.   — 30 grammes.
    Nitrate d'argent. — 20 centigrammes.

L'on devra employer de la façon suivante, ce collyre : on prendra un pinceau de blaireau que l'on
trempera dans le collyre, et on touchera le pterigion
ayant soin de laver à grande eau avec une éponge,
après avoir touché. Cette application devra être répé-
tée plusieurs fois par jour, pendant deux ou trois
jours, et l'on devra suspendre et l'arrêter, si l'œil
devenait fortement enflammé, sous l'influence de
cette cautérisation.

Le collyre suivant a souvent bien réussi, surtout
chez les enfants.

Pr. Eau de laitue.   — 120 grammes.
    Teinture thébaïque. — 30 gouttes.

Ce collyre doit être instillé entre les paupières,

par quantité de trois à quatre gouttes à la fois, deux
fois par jour. Cette teinture excite d'abord la conjonctive, mais elle en modifie ensuite avantageusement
l'état vasculaire, et guérit souvent. Si le pterigion
persiste on devra le faire exciser.

CHAPITRE XLII.

Maladies des voies lacrymales.

A la suite des inflammations des paupières
et des conduits lacrymaux, les points lacrymaux deviennent malades , ils ne peuvent
dans cet état transmettre les larmes dans leur
réservoir naturel, elles sont donc versées, il y
a épiphora. L'œil, la paupière et la joue, sont
mouillées , et la narine correspondante est
sèche. Quelquefois ces conduits finissent par
s'oblitérer et les chirurgiens pratiquent pour
cela une opération. On emploie dans les cas
légers des lotions avec le collyre suivant :

Pr. Sulfate de zinc. — 5 centigrammes.
Eau distillée. — 15 grammes.
Mêlez.

Après l'inflammation aiguë ou chronique
des points et des conduits lacrymaux, on peut
voir apparaître l'inflammation du sac lacry-

mal. Cette affection est caractérisée par une tumeur à la place même du sac lacrymal. Il y a dans cette tumeur, accumulation de larmes et de mucosités. Le traitement de cette maladie doit consister dans les antiphlogistiques et les topiques émollients. Les fistules lacrymales résultent de la plupart des tumeurs du sac lacrymal. Elles ont lieu par la perforation naturelle des parois du sac lacrymal. La fistule lacrymale est une conséquence de la tumeur lacrymale. La fistule lacrymale constitue une infirmité désagréable, c'est en somme une maladie bénigne qui ne peut faire perdre la vue.

TRAITEMENT: On emploie pour le traitement des fistules lacrymales, des moyens chirurgicaux. Dans le plus grand nombre de cas, on se sert de moyens purement mécaniques. Le fil de coton, la soie, la corde à boyau, la cire, le plomb, l'or, l'argent, le platine, ont été mis à contribution sous forme de sétons, de bougies ou de sondes. On a enduit quelquefois ces instruments de substances médicamenteuses pour modifier la vitalité des canaux. Ces moyens là ayant échoué, on est forcé d'avoir recours à l'opération de la fistule lacrymale.

CHAPITRE XLIII.

Des ophthalmies en général.

A une époque où les maladies de l'œil étaient peu connues, et n'avaient pas été étudiées par la distinction de leur siége, et par la nature de leur cause, ce qui en a fait autant d'espèces, qui exigent des traitements divers, pour arriver à une guérison rapide et certaine, on comprenait sous le terme générique d'ophthalmies, les inflammations de l'œil en général , en les renfermant sous un seul groupe pour lequel on prescrivait à peu de chose près, un traitement analogue. Il n'y a pas encore longtemps, que, l'on confondait sous le nom générique d'ophthalmies, la conjonctivite, la kératite, et l'iritis. Une telle confusion est des plus fàcheuses, et s'oppose à ce que l'on traite avec succès ces diverses maladies. Il devient donc indispensable de connaître les caractères propres à chacune d'elles.

CHAPITRE XLIV.

De la conjonctivite.

La conjonctivite est l'inflammation de la conjonctive, caractérisée par une rougeur, présentant une teinte violacée d'autant plus foncée, qu'on l'examine plus loin de la cornée transparente. Cette rougeur est constituée par des vaisseaux arborescents, et à direction variée.

Nous réduirons toutes les variétés de la conjonctivite, à quatre formes principales :

La conjonctivite inflammatoire simple.

La conjonctivite pustuleuse.

La conjonctivite catarrhale.

Et la conjonctivite purulente.

Les granulations ou autres symptômes qui se développent à la suite de la conjonctivite catarrhale, ou de la conjonctivite purulente, sont des complications, et ne constituent pas entièrement une espèce à part

1° *Conjonctivite inflammatoire simple :*

Elle se caractérise par les symptômes suivants : rougeur partielle, unique ou multiple, de quelques points de la conjonctive, produite par une injection dont la forme et la couleur varient suivant les individus, et surtout suivant la coloration de leur peau. Ainsi chez les hommes à peau blanche, transparente, qui ont les yeux bleus et les cheveux blonds, la conjonctive est d'un rouge vermillon. Chez les hommes bruns, à peau colorée en jaune, la conjonctive est d'un rouge couleur de brique. Les vaisseaux injectés sont flexueux et se déplacent facilement. L'inflammation peut s'étendre à toute la conjonctive sans que cette inflammation gagne la peau de la paupière, et sans qu'il y ait sécrétion de mucosités ou de pus, ni que les cils soient collés entr'eux.

Cette affection a pour caractères distinctifs, l'invasion brusque de la maladie, la sensation d'un corps étranger dans l'œil. Cette conjonctivite est quelquefois compliquée d'ecchymose, et plus souvent, d'un épanchement lymphatique ou boursoufflement de la conjonctive, que l'on nomme chémosis séreux, et que l'on rencontre souvent chez les individus lymphatiques. Le chémosis séreux disparaît après quelques incisions légères, mais le chémosis phlegmoneux est plus difficile à combattre ; des révulsifs, des vomitifs et des cautérisations, constituent le traitement.

Quand l'épanchement est un peu considérable, il envahit les paupières qui sont alors décolorées et tuméfiées. Si la phlegmasie est bornée à la conjonctive, il n'y a ni trouble de la vision, ni photophobie; mais il est rare que dans la conjonctivite intense , les autres membranes de l'œil ne soient pas atteintes.

La cornée peut être prise en totalité ou en partie, et perdre sa transparence. Elle vient ainsi, compliquer par son inflammation, la maladie actuelle. Dans le cas où la cornée est atteinte, il y a photophobie et larmoiement. Les refroidissements subits, l'exposition à des courants d'air, les travaux forcés de cabinet, les excès de table, et toutes les causes qui font affluer le sang vers la tête, pourront produire la conjonctivite.

TRAITEMENT : Dans le cas de conjonctivite légère et récente, on appliquera sur l'œil malade, des compresses imbibées d'eau froide, pendant vingt-quatre heures au moins, pour abattre l'inflammation. On prendra un purgatif salin et des bains de jambes salés. Le repos et un régime sévère joint à ces moyens, suffiront pour abattre l'inflammation. Dans les cas où les malades supporteraient mal les applications d'eau froide, on se servira dès les premiers jours, du collyre suivant :

Pr. Sulfate d'alumine. — 10 centigrammes.
Eau distillée. — 50 grammes.

On devra laver l'œil avec ce collyre, d'heure en heure, dans la journée. Si la conjonctivite est intense, et si l'inflammation menace de devenir générale, on devra avoir recours à la médication substitutive suivante, en employant le collyre indiqué :

Pr. Azotate d'argent. — 10 centigrammes.
Eau distillée. — 10 grammes.

Qui devra être renfermé dans une bouteille noire ou recouverte d'un papier noir, car ce collyre se décompose à la lumière ; ce collyre devra être employé ainsi qu'il suit: on fera tomber dans l'œil, toutes les heures, de une à trois gouttes de ce collyre, et dans l'intervalle, on fera des fomentations d'eau fraîche. Ce moyen employé pendant vingt-quatre heures, réussit admirablement, et suffit le plus souvent pour arrêter l'inflammation ; on devra toujours administrer un purgatif.

On a longtemps conseillé l'usage des vésicatoires dans les conjonctivites, soit au bras soit à la tempe. Dans le premier cas, c'est-à-dire quand il est appliqué au bras, loin du siége du mal, il est complètement inutile; dans le second, à la tempe ou à la nuque, il est non seulement inutile, mais il peut encore devenir nuisible en provoquant l'œdème qui s'oppose à l'examen de l'œil, et en produisant des douleurs vives qui ajoutent ainsi à l'inflammation existante une nouvelle congestion sanguine.

2° *Conjonctivite pustuleuse :*

La conjonctivite pustuleuse est l'inflammation partielle de la muqueuse conjonctivale, présentant une pustule blanche, plus ou moins rapprochée de la cornée. L'injection qui existe dans ce cas, est constituée par des vaisseaux superficiels mobiles et d'un rouge clair, et par des vaisseaux profonds fixes et de couleur violette. Quand les pustules existent seulement sur la conjonctive, et qu'il n'en survient pas sur la cornée, la vision n'en souffre pas et n'est pas menacée; il en est autrement, dans le cas de pustules sur la cornée, qui produisent des ulcérations et des accidents graves, et en même temps une photophobie intense qui met les malades dans l'impossibilité de voir la lumière. Cette conjonctivite affecte le plus souvent, les enfants et les adolescents à peau fine et à constitution molle et lymphatique.

TRAITEMENT : On lavera l'œil avec :

> *Pr.* Eau distillée.　　— 50 grammes.
> Borate de soude. — 30 centigrammes.

Dans le cas où la maladie persisterait, on pourra , quand la première inflammation sera passée, baigner les yeux avec la solution suivante :

> *Pr.* Eau distillée. — 10 grammes.
> Sel marin.　　— 10 centigrammes.

Chez les jeunes filles non réglées et atteintes de cette affection, on devra attaquer la constitution générale.

5° *Conjonctivite catarrhale :*

La conjonctivite catarrhale est un véritable catarrhe de l'œil, qui survient à la suite d'une exposition à l'air froid et humide. Elle est caractérisée par un écoulement de matière puriforme fourni par les larmes et les glandes palpébrales. Le globe de l'œil, quand on l'examine avec soin, semble entouré de pus. L'œil est généralement rouge, mais d'un rouge terne. Le grand angle de l'œil et la marge des paupières sont les points les plus atteints. La maladie peut ne prendre qu'un œil, mais le plus souvent les deux sont envahis. Cette affection n'est pas particulière à certain âge, tous les âges y sont sujets.

Traitement : La première chose à faire, surtout lorsque la phlogose est récente, est de faire cautériser la muqueuse palpébrale avec un cristal de sulfate de cuivre. On aura le soin après la cautérisation, de faire laver l'œil avec de l'eau fraîche. On devra également ment laver les yeux plusieurs fois par jour avec une légère infusion de thé vert tiède, et l'on introduira dans l'œil malade, deux fois par jour, gros comme une tête d'épingle, la pommade suivante :

Pr. Sulfate de zinc. — 10 centigrammes.
  Axonge.   — 4 grammes.
 Mêlez.

Dans le cas où la conjonctivite passerait à l'état chronique, on devrait employer la pommade suivante :

Pr. Beurre frais.   — 4 grammes.
       Précipité rouge. — 30 centigrammes.
Dans tous les cas, il sera utile d'administrer deux fois par semaine pendant toute la durée de l'affection, un purgatif.

4° *Conjonctivite purulente :*

L'ophthalmie purulente est une affection qui atteint généralement les enfants nouveaux nés , et qui , par transmission contagieuse peut se propager chez tous les membres d'une famille. Cette affection est caractérisée par l'écoulement d'une matière puriforme et gluante, qui colle les cils et les paupières entr'elles. L'œil se trouve tuméfié, rouge, et le plus souvent fermé. Dans la plupart des cas, l'ophthalmie purulente est liée à une maladie des membranes pituitaires, qui se manifeste par un petit coryza et de légers éternuements. Lorsque la maladie fait des progrès, il se forme des chémosis qui peuvent étrangler la cornée, et produire de graves accidents de cette membrane. La cornée au contact du pus, se ramollit le plus souvent, s'ulcère profondément. Des hernies de l'iris se forment, et la perte de l'œil survient, si un traitement actif et rationnel n'est pas employé dès le début. L'ophthalmie purulente est une affection contagieuse. Nous n'examinerons pas ici si elle est produite par le virus syphilitique ou par une simple exposition à des milieux plus froids que ceux dans lesquels se trouvent les nouveaux nés avant leur naissance; nous nous contenterons de signaler qu'il y a quelque chose d'inconnu : mais ce qui n'est pas douteux, c'est le caractère contagieux de cette affection, une fois acquise.

TRAITEMENT : Les premiers soins à donner dans une ophthalmie purulente, sont des lotions répétées (10 à 15 par jour) faites à l'aide d'une seringue de verre, pour entraîner les mucosités qui se produisent dans l'œil, et qui par leur présence peuvent détruire la cornée; ensuite si la maladie est prise à son début, on introduira dans l'œil, toutes les heures, de une à trois gouttes de la solution suivante :

Pr. Eau distillée. — 10 grammes.

Azotate d'argent. — 5 centigrammes.

Si l'affection existe depuis plusieurs jours et lorsque le liquide sera purulent, on devra avoir recours à une solution plus forte. Après ces cautérisations, pour éviter qu'une partie du caustique ainsi appliqué, ne s'étende à la cornée, et devienne une cause de ramollissement de cette membrane, on devra de suite après, lancer un jet d'eau salée dans l'œil, pour transformer cet excès de nitrate d'argent en chlorore d'argent inoffensif. On devra dans ces cas porter la dérivation sur le tube intestinal par des purgatifs.

CHAPITRE XLV.

Conjonctivite blennorrhagique.

La conjonctivite blennorrhagique, est un écoulement inflammatoire et purulent de l'œil, qui survient chez les personnes atteintes d'un écoulement des organes génitaux, lorsque de la matière provenant des organes génitaux malades, a été mise en contact avec la conjonctive. Cette affection se rencontre généralement chez les personnes atteintes d'un écoulement des organes génitaux, ou à la suite d'attouchements imprudents ou accidentels des organes malades.

On rencontre aussi cette maladie, chez les femmes atteintes de flueurs blanches, et chez les jeunes filles ayant un écoulement blennorrhagique. Elle ressemble d'ailleurs, quant à sa marche, aux autres conjonctivites purulentes.

TRAITEMENT : Les sangsues appliquées sur la tempe rendent dans ce cas de très-grands services; on devra laver les yeux avec le collyre suivant :

> *Pr.* Eau distillée.   — 100 grammes.
> Sulfate de zinc.— 50 centigrammes.

Ce collyre sert très-bien à entraîner le pus au dehors de l'œil et à en tarir la source.

CHAPITRE XLVI.

Des granulations conjonctivales.

Ce sont des végétations charnues, qui se produisent à la suite des ophthalmies catarrhales et purulentes, à la face interne des paupières, et occasionnent par leur présence irritante, des recrudescences fréquentes de conjonctivites. Quand la conjonctivite catarrhale ou purulente, n'a pas été enrayée dans les six ou huit premiers jours qui suivent son apparition, des granulations se développent sur la surface muqueuse des paupières, et cette ophthalmie, qui peut se compliquer d'autres lésions, peut aussi amener des accidents graves du côté de la cornée, et se propager, par voie de contact, dans des proportions effrayantes. Les granulations sont de petites élevures, situées ordinairement, sur la partie tarsienne et le cul-de-sac muqueux de la conjonctive. Vues à la loupe, les granulations ressemblent à des pavés uniformes. Elles sont sans vaisseaux, ne communiquant pas entr'elles, et légèrement écartées. Par leur présence, les granulations font l'office de corps irritants ; de là, des conjonctivites qui récidivent au moindre écart de régime, des démangeaisons oculaires, et une sécrétion plus ou moins abondante, de matière puriforme. Dans cet état, le larmoiement devient la conséquence de cette irritation, et la paupière tend à se renverser en dehors.

L'opacité de la cornée, la fonte purulente de l'œil, les abcès, les ulcères de la cornée et l'ectropion, sont ordinairement les terminaisons trop fréquentes de cet état. Aussi, doit-on le combattre au plus vite par les moyens appropriés.

Traitement : On doit laver les yeux avec le collyre suivant:

Pr. Sous-acétate de plomb. — 50 centigrammes.
Eau distillée.　　　　　— 30 grammes.

CHAPITRE XLVII.

Corps étrangers de la conjonctive et de la cornée.

L'œil est exposé à l'action de corps étrangers de nature diverse, qui viennent se mettre en contact avec le globe oculaire, et se loger le plus souvent, à la marge inférieure de la paupière supérieure, dans l'es-

7

pèce de sillon qui existe au-dessus de l'arête postérieure du tarse, ou qui pénètrent entre les lames de la cornée, poussés par le vent, ou par une force quelconque. Des corps étrangers, les uns sont cautéritiques, tels que les étincelles, la chaux, la potasse, la poudre à canon, le tabac, le poivre, la cantharide, les corps incandescents, l'eau bouillante, le vinaigre, le sublimé corrosif, les acides minéraux, etc. Les autres inertes, mais agissant mécaniquement, tels que la poussière, le sable, les cils, des fragments de pierre, de bois, de fer, d'ongles, de chenevis, d'épine; d'autres enfin, animés, tels que des insectes, la piqûre d'abeille, de guêpe, du bourdon, du cousin, du taon, du moustique, etc.

Les corps étrangers, suivant leur nature et le point de l'œil qu'ils atteignent, déterminent d'abord, une inflammation plus ou moins vive, et peuvent ensuite produire de très-graves accidents, surtout s'ils pénètrent dans la cornée, et sont escarrhotiques.

TRAITEMENT : Pour débarrasser un œil d'un corps étranger, on agira d'abord extérieurement en fermant l'œil, et faisant avec le doigt des mouvements de rotation sur le globe oculaire de façon à entraîner le corps étranger vers le grand angle, d'où il sera ensuite expulsé par les larmes. Cette manœuvre suffira si le corps est léger et s'il n'a point pénétré dans la cornée. Si cette première manœuvre n'aboutit pas, on devra renverser la paupière supérieure en dehors en la relevant et la prenant par les cils, mouvement facile si on fait regarder le malade en bas. On examine ainsi la partie interne de la paupière, pour tacher d'apercevoir le corps étranger; ensuite, à l'aide d'un papier roulé très-fin, on entraînera au dehors le corps étranger.

Il sera bon à la suite, de tenir sur l'œil des compresses d'eau froide.

CHAPITRE XLVIII.

Kératite.

On a donné le nom de kératite, à l'inflammation de la cornée. C'est une des maladies les plus fréquentes, et aussi des plus graves de l'œil. Elle survient d'emblée, et affecte de préférence, les sujets lymphatiques et les individus débilités par une mauvaise alimentation, par des travaux excessifs, des maladies graves, ou bien elle résulte de l'action des corps étrangers arrêtés dans la substance de la cornée, comme des particules métalliques, par exemple. Souvent, elle se développe en même temps que l'inflammation de l'iris. Au début de la kératite, l'œil est rouge, mais la rougeur a pour siége le tissu de la sclérotique et consiste dans un anneau de couleur rose formé par des vaisseaux à disposition rayonnée, et dont l'ensemble présente une teinte d'autant plus foncée qu'on l'examine plus près de la cornée transparente. Plus tard, si la maladie fait des progrès, on voit apparaître des pustules, des ulcérations. La substance de la cornée peut se ramollir, et donner lieu au staphylome. Dans tous les cas d'inflammation de la cornée, il y a larmoiement plus ou moins abondant. Les larmes coulent brûlantes sur les joues, au moindre effort que fait le malade pour voir, et le malade est atteint de photophobie.

Les principales formes de kératite sont :

La kératite disséminée.
La kératite pointillée.
La kératite pustuleuse.
La kératite ulcéreuse.

Kératite disséminée: dans la kératite disséminée, l'œil n'est pas très-rouge ; s'il s'injecte d'abord, c'est sous l'influence de la lumière, et la rougeur n'existe qu'au pourtour de la cornée. La cornée présente un trouble léger : elle a l'aspect d'un miroir dépoli, ou sur lequel on a soufflé. On aperçoit souvent, entre les lames de la cornée, quelques taches d'un blanc jaunâtre formées par des épanchements.

Kératite pointillée : la kératite pointillée, affecte de préférence, les sujets lymphatiques et ceux débilités par une mauvaise alimentation ou par des maladies graves. Elle se développe souvent, concurremment avec l'iritis.

La kératite pointillée donne au début de la maladie, la sensation d'un brouillard ou d'un nuage sur les yeux. Il existe au début, comme symptômes , un petit nombre de points bleuâtres ou grisâtres , semblables à des pointes d'aiguilles sans enfoncement ou saillie, et dont l'ensemble formant une espèce de triangle avec la circonférence inférieure de la cornée, peut être comparé à la barbe légèrement faite. La kératite pointillée est superficielle ou profonde. Son inflammation peut se propager aux membranes environnantes et devenir chronique.

Kératite pustuleuse : la kératite pustuleuse a pour caractère, la présence d'une pustule qui se développe sur la partie de la cornée la plus enflammée, et qui le plus souvent

arrive à la suppuration et amène des ulcérations de la cornée.

Kératite ulcéreuse: elle est caractérisée par
la présence d'un ou plusieurs ulcères siégeant
sur la cornée. L'ulcération peut être superficielle ou profonde, ronde, ovale ou à bords
déchiquetés, et lorsque le travail ulcératif
continue, cette affection peut amener la
perte totale de l'œil. Les ulcères superficiels
offrent une ressemblance parfaite avec les
aphthes qui naissent aux contours des
canaux muqueux, ou dans les endroits où
la peau est tendue et fine. On remarque, au
début une érosion légère, une circonférence
ordinairement irrégulière, un fond transparent et couvert de houppes nerveuses.

TRAITEMENT : La kératite dans son état aigu, doit
être attaquée par les antiphlogistiques les plus
énergiques, et les dérivatifs sur le tube intestinal.
Les dérivatifs à la peau tels que vésicatoires, sina-
pismes, cautères, setons, sont d'un faible secours
dans le traitement de la kératite, surtout à l'état aigu.

Pendant toute la période aiguë de la kératite, le
régime doit être sévère, le repos à la chambre rigou-
reusement observé, la privation de la lumière,
absolue.

Quant aux moyens locaux, il faut se contenter au
début de l'ophthalmie, de calmer les douleurs et la
photophobie qui l'accompagne, par un bandage her-

métiquement fermé et par des onctions souvent répétées, sur les paupières, avec une pommade fortement laudanisée.

Dans la forme chronique, le traitement antiphlogistique sera modifié suivant le degré d'acuité.

CHAPITRE XLIX.

Taies de la Cornée.

Les taies ou taches de la cornée, sont des altérations diverses de la transparence de la cornée, produites par l'infiltration d'une humeur morbide, et qui sont souvent la suite d'ulcérations de cette membrane. Ces taches sont diffuses ou circonscrites, suivant le degré d'opacité plus ou moins grande. On les a appelé nuage *albugo, leucoma.*

La kératite chronique cause la plus grande partie des taches de la cornée. Chez les vieillards, il y a une disposition particulière qui fait, qu'après le moindre accident, la moindre inflammation, on voit survenir un obscurcissement oculaire, indépendant de tout travail inflammatoire, et que l'on a appelé *gérontoxon.* Les enfants surtout faibles et scrofuleux, sont plus prédisposés que les adultes, aux taches proprement dites de la cornée. La fréquence de la kératite, dans l'enfance, et la spongiosité vasculaire de la cornée à cet âge, rendent raison de ce fait. Les nuages sont fréquemment une conséquence de l'opthalmie purulente.

L'inflammation entretenue par des cils renversés en dedans, ou par le renversement des paupières, ou par l'état granuleux, est aussi une source féconde de ces nuages.

TRAITEMENT : Tant que l'opacité est récente, et surtout si l'affection est liée à une inflammation de l'œil, le traitement antiphlogistique et local, est ce qu'il y a de plus convenable et utile pour commencer ; mais lorsque la tache a passé à l'état chronique, et qu'elle reste comme une affection ayant une existence propre, il sera bon d'employer des collyres et des pommades, pour amener la résorption et éclaircir complètement la cornée.

Exemples :   Collyre.
Pr. Eau distillée. — 30 grammes.
Sel marin. — 4 grammes.
Lotionner l'œil deux fois par jour avec cette solution.
Pommade.
Pr. Précipité rouge. — 10 centigrammes.
Axonge. — 10 grammes.
Introduction deux fois par jour, de cette pommade, dans l'œil malade, gros comme un pois.

Dans les cas d'opacité profonde de la cornée, il sera très-utile d'employer par insufflation, à l'aide d'un tuyau de plume, la poudre suivante:

Pr. Sulfate de cuivre. — 60 centigrammes.
Sulfaté de morphine. — 10 centigrammes.
Sucre en poudre. - 30 grammes.
Mêlez en poudre bien porphyrisée.

Les vapeurs de certaines substances, ont produit également, de bons résultats ; parmi elles, nous citerons la vapeur d'infusion de café, que l'on peut employer avec avantage, et que l'on dirige sur l'œil, à l'aide d'un tuyau d'entonnoir adapté à une cafetière.

CHAPITRE L.

Iritis.

On a appelé iritis, l'inflammation du diaphragme oculaire nommé iris. Le plus souvent, l'iritis est compliquée d'une inflammation des parties voisines, mais comme le principe inflammatoire et le point de départ existe dans l'iris, on a conservé cette dénomination.

L'iritis se lie à toutes les inflammations dites intérieures. Au début de la maladie, la pupille est légèrement resserrée. Elle est couverte d'un léger nuage, puis, l'iris change de couleur. Ainsi l'iris bleu très-clair, devient verdâtre, jaunâtre, jaune de Sienne : le bleu prononcé devient vert brillant ; le gris devient terne, le brun foncé devient rougeâtre ou rouge briqueté, le brun clair devient rougeâtre ou orangé. Plus la phlogose est intense, et plus la pupille est insensible à la lumière. Le rétrécissement pupillaire, avec ou sans déplacement, indique toujours que la maladie est intense et profonde ; il peut arriver jusqu'à l'oblitération complète. Dans quelques cas, la forme de la pupille devient oblongue ou ovale, soit transversalement, soit verticalement. D'autres fois, il se forme des adhérences de l'iris en avant ou en arrière, soit avec la cornée, soit avec la capsule du cristallin ; c'est ce que l'on a appelé synéchies, antérieures ou postérieures. Sous l'influence de ces symptômes, la cornée perd de son brillant, devient terne, et l'œil larmoyant.

Dans cet état d'inflammation profonde de l'œil, on éprouve une douleur irradiante, qui a pour point de départ le globe oculaire, et se propage au sourcil, à la tempe, et dans la moitié correspondante de la tête, du nez et de la face. Cette douleur devient plus forte la nuit. L'aversion pour la lumière est un caractère constant dans l'iritis. Il dépend de l'irritation générale des parties sensitives de l'organe.

La vue est troublée par des brouillards, ou bien le malade a la vision de taches noires et de mouches voltigeantes, ce qui est produit par la congestion de la rétine.

On a attribué la production de l'iritis, à des causes spécifiques, et l'on a ajouté à ces diverses espèces, le nom de la maladie, cause déterminante. Nous citerons l'iritis scrofuleuse, l'iritis rhumatismale, l'iritis arthritique, l'iritis syphilitique. Lorsque ces diverses variétés sont accusées, on devra pour le traitement, attaquer la cause spécifique.

Mais l'iritis inflammatoire reconnaît pour cause, toutes les contusions, déchirures, divisions, perforations et déplacements de l'iris. Elle a encore pour cause, toutes les ophthalmies dites internes. Elle se joint à la conjonctivite, à la sclérotite (qui est l'inflammation de cette membrane), à la choroïdite et en un mot, toutes les causes d'ophthalmies déjà indiquées.

L'iritis négligée au début, peut passer à l'état chronique.

TRAITEMENT : Le traitement de l'iritis devra être antiphlogistique. On pratiquera donc, une ou plusieurs saignées. Après les saignées, on appliquera des sangsues aux tempes et au cou.

Après les émissions sanguines, on aura recours aux purgatifs pour produire sur le tube intestinal une dérivation salutaire.

Comme pommade, on emploiera la pommade à la belladone, en frictions sur la tempe, et au dessus des sourcils.

Dans l'état chronique, on appliquera des vésicatoires autour de l'orbite, puis on en viendra au séton ou au cautère à la nuque.

Il y a des modifications à apporter au traitement de l'iritis, suivant la cause qui a produit l'inflammation, ainsi comme l'iritis peut être scrofuleuse, rhumatismale, syphilitique, il faudra dans ces cas là, attaquer le principe occasionnel, par les médicaments appropriés.

CHAPITRE LI.

Choroïdite.

La choroïdite est une inflammation de la choroïde, qui complique toutes les ophthalmies aiguës accompagnées de photophobie. La choroïde étant la partie de l'œil la plus vascularisée, la congestion sanguine constitue le plus souvent cette inflammation.

Toutes les causes de l'ophthalmie, peuvent produire la choroïdite. Quand elles ont agi profondément ou qu'elles ont longtemps persisté. A l'état aigu , on rencontre comme symptômes , un cercle rouge autour de la cornée ; à l'état chronique, le blanc de l'œil devient bleuâtre. Ce changement de couleur est plus ou moins étendu , plus ou moins borné, suivant la grandeur de l'inflammation. A un état avancé, il y a perte plus ou moins grande de la vue, car il se forme une sorte d'amaurose commençante. Il y a irrégularité de la pupille, car toutes les parties voisines de cette membrane, sont enflammées.

Il y a, au début de la maladie, une photophobie très-intense, et on rencontre même de la photopsie (c'est-à-dire vision de feux, de lumières par le malade). La fièvre apparaît, et devient quelquefois très-forte.

TRAITEMENT : Cette affection étant une maladie très-grave, devra être attaquée au début, par les émissions sanguines souvent répétées. Les vomitifs seront également employés avec succès, comme méthode dérivative.

CHAPITRE LII.

Cataracte.

La cataracte est un trouble partiel ou général, léger ou complet, simple ou complexe, c'est-à-dire relié à d'autres maladies, con-génital, traumatique, pathologique ou sénile, d'une, de plusieurs, ou de la totalité du cristallin. Les anciens croyaient que la cataracte était produite par une humeur qui se formait dans l'œil, et empêchait la vision de s'exercer. De là, les mots *hypochyma, suffusio, gutta obscura, vel caliginosa*, qu'ils employaient pour désigner la cataracte. La connaissance du véritable siége de la cataracte ne date que du XVIIe siècle. Le cristallin étant formé d'une partie centrale ou noyau, et de couches périphériques ou corticales, ces parties sont séparément ou conjointement affectées, et constituent diverses variétés de cataracte.

La cataracte survient à la suite de lésions traumatiques qui amènent des plaies du cristallin, soit en produisant une opacité spontanée, survenant sous l'influence de causes dont l'action est restée jusqu'à présent inconnue, et qui se développe plus ou moins rapidement dans la substance de la lentille cristalline. La cataracte traumatique peut survenir à tout âge de la vie, mais le plus grand nombre de cataractes spontanées se rencontrent à l'âge de cinquante à soixante-dix ans, époque à laquelle le système capillaire ou nourricier, commence à perdre de son activité. La cataracte est plus fréquente dans les climats froids, que dans les pays chauds.

Les ouvriers dont les yeux sont continuellement exposés à une chaleur ardente, tels que les forgerons, les verriers, les boulangers, les serruriers, les cuisiniers, sont plus sujets que d'autres, à la cataracte. Il est probable, que la reverbération directe du calorique et de la lumière, a une action immédiate sur le cristallin. On raconte, en effet, qu'un individu fut sur le champ atteint de cataracte pour avoir regardé fixement le soleil. Un autre pour être entré dans un four trop chaud. La vie sédentaire, est aussi comptée au nombre des causes prédisposantes de la cataracte. Cette maladie se rencontre plus fréquemment chez les sujets bien constitués, forts, bruns et bien portant d'ailleurs, que chez les personnes débiles, faibles et délicates. Il est rare que la cataracte spontanée se déclare pourtant subitement, comme quelques exemples où les malades ont été atteints dans une nuit ou dans quelques jours, de cette affection terrible. Le plus souvent, ce début est lent et plus ou moins progressif. Il est quelquefois précédé de fortes douleurs de tête. Le malade éprouve de la faiblesse dans la vue, des brouillards à un œil, ou à tous les deux ; il se plaint de voir des mouches voltigeantes, des points noirs, des réseaux, des toiles d'araignées, des serpenteaux, etc. Plus tard, la vue est couverte comme d'un brouillard qui devient de plus en plus épais ; le malade cependant distingue toujours les ombres des corps, ou le jour de de la nuit ; il voit mieux le matin et le soir que dans le milieu de la journée ou à la grande lumière. La cataracte débute le plus souvent, par l'opacité de la circonférence de la lentille, sous la forme de stries, qui se prolongent plus ou moins sur ses deux faces. Or, tant que le noyau reste sain, il ne faut qu'un très-petit espace resté libre dans la couche corticale, pour que les rayons lumineux puissent arriver jusqu'à la rétine.

La cataracte met ordinairement plus d'une année pour se compléter et empêcher le sujet de se conduire sans guide. Elle se borne souvent à un œil, puis elle passe à l'autre ; ou bien, elle attaque les deux yeux à la fois, et marche également ou inégalement des deux côtés ; d'autres fois cependant sa marche est rapide, soit à un œil, soit aux deux en même temps.

La cataracte peut être compliquée d'une multitude d'autres affections. Les principales que l'on voit apparaître comme complication, sont l'amblyopie, l'amaurose, les adhérences iriennes, les phlogoses internes ou externes, l'entropion , l'ectropion , les taches de la cornée, etc.

La cataracte, après avoir atteint un certain degré de maturité, reste souvent stationnaire. Il existe des vieillards cataractés depuis trente ans, et dont les yeux n'ont subi aucun changement notable ; dans d'autres cas, la cataracte se termine à la longue par l'amaurose plus ou moins organique, et la cécité survient.

Traitement: Le traitement de la cataracte est curatif ou palliatif.

Le traitement curatif est médical ou chirurgical.

Par le premier, on cherche à obtenir la résolution de la cataracte, c'est-à-dire le retour de la transparence du cristallin. Si l'on obtient des résultats avantageux, ce ne peut être que dans la cataracte inflammatoire récente. Beaucoup de moyens employés pour le traitement médical de la cataracte ont été

choisis sans méthode, et ne méritent aucune con-
fiance, tels sont: la ciguë, l'aconit, la digitale, l'ar-
nica, la belladone, la poudre et le suc de cloporte,
l'extrait ou la poudre de pulsatille, les antimoniaux,
l'usage répété de l'émétique, le galvanisme, l'électricité. Les seuls moyens rationnels, sont au début,
et dans les cas purement inflammatoires, le traitement antiphlogistique d'abord, plus tard les révulsifs,
soit sur le tube intestinal, soit à la peau, et dans le
voisinage de l'organe affecté.

Par le second, c'est-à-dire par le traitement chirurgical, on arrive à la guérison, par l'opération qui se
pratique soit en faisant l'extraction du cristallin,
soit en produisant l'abaissement et le détruisant en
le broyant, à l'aide d'instruments spéciaux. Cette
opération si grave, est de nos jours faite avec une
telle habileté, qu'elle réussit dans la plupart des cas,
à moins de complications graves non prévues.

Le traitement palliatif, consiste en l'usage de
lunettes à verres très-convexes, choisis parmi les
numéros 2, 3, 4, et alors, la vision s'opère dans la
plupart des cas, d'une façon très-satisfaisante. Le
verre, en effet, dans ces conditions, remplace le cristallin.

Ces lunettes doivent être garnies sur les côtés avec
du taffetas vert, et surmontées d'une visière, pour
garantir l'œil de l'impression d'une vive lumière qui
déterminerait le resserrement de la pupille.

CHAPITRE LIII.

Amaurose ou goutte sereine.

On a désigné sous le nom d'amaurose, de goutte sereine, toute diminution de la vision, occasionnée par une affection de la rétine, du nerf optique, ou de ses racines. C'est une paralysie analogue à celle des membres, qui peut survenir progressivement, ou tout d'un coup. Ne pouvant nous étendre sur les modifications internes de cet organe inaccessible aux investigations ordinaires, et dont l'étude n'est possible qu'à l'aide de l'ophtalmoscope qui demande pour s'en servir une habitude spéciale, nous allons examiner les caractères physiques de cette terrible affection.

Les individus atteints d'amaurose, sont reconnaissables à distance. Ils ont le regard vague, les paupières sont baissées et souvent clignotantes, la tête est dirigée horizontalement; la physionomie est sans expression, la démarche est incertaine, et comme craintive d'une chute. Ce qui distingue un malade atteint d'une amaurose de celui atteint d'une cataracte, c'est que l'amaurotique cherche la lumière d'en haut, ou bien tient les paupières baissées, tandis que le cataracté cherche la lumière des côtés, et tourne la tête à droite et à gauche. Ordinairement, le fond de l'œil est noir, si l'amaurose est au début, et n'est pas encore compliquée d'autres affections. Dans ces cas là, le cristallin et le corps vitré sont diaphanes, et la rétine n'a point subi de dégénérescence physique. Le plus souvent, on observe néanmoins, un léger brouillard derrière la pupille, ce qui peut tenir à un simple jeu de lumière, ou bien à une légère opacité du cristallin. Dans d'autres cas, le fond de l'œil semble verdâtre. Cela tient à la coloration jaune du cristallin.

Lorsque l'amaurose est ancienne, le globe oculaire offre des mouvements convulsifs, remarquables. Il tourne convulsivement en différents sens. Le plus souvent il décrit dans l'orbite, une sorte de courbe comme le balancier d'une pendule.

Souvent, l'œil amaurotique est plus dur au toucher que l'œil sain, cela tient à une congestion choroïdienne. D'autres fois au contraire, l'œil devient mou par suite de la diminution de la vitrine. L'amaurose peut survenir instantanément, comme dans les cas d'apoplexie, ou par blessures, ou par l'action de la foudre ; mais en général, l'amaurose se forme lentement, progressivement ; elle n'attaque pas les deux yeux en même temps, elle va par degré de l'un à l'autre, et, le plus souvent, pour que la cécité soit complète, il faut plusieurs mois ou quelques années. Quand elle n'attaque qu'un œil, elle le quitte quelquefois pour se porter sur l'autre.

Voici comment l'affection débute et progresse le plus souvent : le malade voit les objets comme couverts d'un voile léger, ou plongés dans l'obscurité ; les contours en sont moins nets, ils se déforment, se brisent, se heurtent. Si le malade veut lire, les caractères vacillent, les lignes se meuvent, se rapprochent, se superposent, se brouillent ; enfin l'amaurose faisant des progrès, le jour finit par ne plus être distingué des ombres, et la cécité est complète.

Mais quelquefois, la rétine n'est pas complètement atteinte. Il peut y avoir amblyopie c'est-à-dire affaiblissement de la faculté visuelle, ou bien hémiopie ou vue partielle. Dans ce dernier cas, un ou plusieurs points des objets restent éclairés. Dans cet état, le malade voit des taches, des mouches volantes, etc.

La pupille change souvent de couleur, c'est-à-dire que le fond de l'œil présente diverses nuances; quelquefois il est jaunâtre ou blanchâtre, verdâtre, livide : ou bien il a quelques unes de ces nuances réunies, il est alors marbré ou nébuleux.

Traitement: Le plus souvent cette maladie est incurable. Mais dans les cas où l'on peut encore agir, le traitement se résume en deux indications précises. Une médication purement antiphlogistique et persévérante, dans les cas où il y a excès de force, et une médication tonique et excitante pour les cas de faiblesse et de débilité des organes, ou du sujet.

CHAPITRE LIV.

Des Conserves et des Lunettes.

L'invention des lunettes remonte au quatorzième siècle.

Le mot lunette est tiré de la forme des verres dont on se sert pour ces instruments (de petites lunes).

Toute conserve ou lunette, est formée d'une monture et de verres.

Les montures qui supportent les verres ont diverses formes et sont divisées en lunettes, binocles, faces à main, pince nez,

lorgnons, instruments que chacun connaît ;
les matières employées pour les lunettes,
sont: l'acier, l'argent, l'or, l'écaille, le buffle.
Les lunettes sont les meilleurs moyens de
fixer les verres près des yeux.

On fabrique les verres de lunettes, avec
le crown-glass qui est le plus pur et le plus
limpide. Le fint-glass et le cristal de roche
sont encore employés, mais ils sont inférieurs
de beaucoup au premier, et doivent être
rejetés, le premier parcequ'il contient du
plomb et irise les objets, le second parceque
étant très-dur, il est rarement bien taillé
perpendiculairement à l'axe des cristaux, et
donne une double réfraction, ce qui lui fait
doubler les objets.

Les conserves sont des instruments des-
tinés à protéger les yeux contre une lumière
trop vive, ou contre les corps légers qui
pourraient venir irriter les organes. Plusieurs
personnes sont plus que d'autres, douées
d'une sensibilité très-vive, qui les met dans
la nécessité d'adopter ces instruments sous
peine d'inflammations violentes.

Ces personnes, doivent dans ce cas, recourir à l'usage des verres teintés et à surface plane.

La teinte verte a été la plus employée, mais comme on s'est aperçu que cette couleur fatiguait les yeux, on est passé à la teinte bleue pour en arriver enfin à l'usage des verres que l'on a appelé verres neutres ou verres fumés, et qui ne changent pas les teintes des objets, mais les montrent seulement moins colorés, en ne donnant pas naissance à des couleurs complémentaires. On emploie, avec grand avantage, les conserves chez les opérés de cataracte, dans les premiers temps qui suivent l'opération, pour garantir la rétine de l'action d'une lumière trop vive. Les myopes, les gens dont les yeux sont irritables, les ouvriers qui travaillent sur des matières incandescentes, les mineurs, doivent faire usage de conserves.

Pour essayer les lunettes pour les myopes et les presbytes, on commence à présenter au malade, des caractères fins d'imprimerie, et on ne doit s'arrêter pour le choix des verres, qu'au numéro qui ne fatigue pas la vue, dans l'acte de la lecture.

CHAPITRE LV.

Yeux artificiels.

Pour corriger la difformité choquante de l'absence d'un œil, amené soit par l'ablation, soit par l'atropie générale du globe oculaire, on a songé depuis longtemps, à la pallier par la pose d'yeux artificiels. Des imitations plus ou moins grossières de cet organe ont été faites, mais on est arrivé aujourd'hui à un degré de perfection admirable.

Les yeux artificiels que l'on construit maintenant sont d'émail. Ils sont faits de telle sorte qu'ils n'irritent pas les parties molles avec lesquelles ils sont en contact. Les bords doivent être bien mousses, la surface bien lisse, et son volume ne doit pas être plus grand que celui de l'œil sain.

Le poids de l'œil artificiel ne doit pas dépasser 850 centigr. On ne doit appliquer les yeux artificiels que lorsque toute inflammation a disparu.

Manière de placer un œil artificiel.

On le prend entre les doigts en tournant l'angle le plus large en dehors : on soulève la paupière en introduisant le bord supérieur de l'œil. On abaisse ensuite la paupière inférieure, on fait passer entr'elle et le moignon, le bord inférieur de l'œil artificiel, et faisant regarder le malade en haut, on relève cette même paupière. Cette manœuvre devient très-facile, et le malade lui-même, parvient à l'exécuter très-aisément.

FIN.

TABLE DES MATIÈRES.

Montdidier (Somme.) — Imprimerie Radenez.